SPÉCIAL

RECETTES ANTI-INFLAMMATOIRES 2022

RECETTES POUR RESTAURER VOTRE SANTÉ

CLAUDE CLARKSON

Table des matières

Brocoli épicé, chou-fleur et tofu avec oignon rouge

Portions : 2

Temps de cuisson : 25 minutes

Ingrédients:

2 tasses de fleurons de brocoli

2 tasses de fleurons de chou-fleur

1 oignon rouge moyen, coupé en dés

3 cuillères à soupe d'huile d'olive extra vierge

1 cuillère à café de sel

¼ cuillère à café de poivre noir fraîchement moulu

1 livre de tofu ferme, coupé en dés de 1 pouce

1 gousse d'ail, émincée

1 morceau (¼ de pouce) de gingembre frais, émincé

Les directions:

1. Préchauffer le four à 400°F.

2. Combiner le brocoli, le chou-fleur, l'oignon, l'huile, le sel et le poivre sur une grande plaque à pâtisserie à rebords et bien mélanger.

3. Rôtir jusqu'à ce que les légumes aient ramolli, 10 à 15 minutes.

4. Ajouter le tofu, l'ail et le gingembre. Rôtir dans les 10 minutes.

5. Mélanger délicatement les ingrédients sur la plaque à pâtisserie pour combiner le tofu avec les légumes et servir.

<u>Informations nutritionnelles :</u> Calories 210 Matières grasses totales : 15g Glucides totaux : 11g Sucre : 4g Fibres : 4g Protéines : 12g Sodium : 626mg

Portions de haricots et de saumon à la poêle : 4

Temps de cuisson : 25 minutes

Ingrédients:

1 tasse de haricots noirs en conserve, égouttés et rincés 4 gousses d'ail, hachées

1 oignon jaune, haché

2 cuillères à soupe d'huile d'olive

4 filets de saumon, désossés

½ cuillère à café de coriandre, moulue

1 cuillère à café de curcuma en poudre

2 tomates, coupées en cubes

½ tasse de bouillon de poulet

Une pincée de sel et de poivre noir

½ cuillère à café de graines de cumin

1 cuillère à soupe de ciboulette, hachée

Les directions:

1. Faire chauffer une poêle avec l'huile à feu moyen, ajouter l'oignon et l'ail et faire revenir 5 minutes.

2. Ajouter le poisson et le saisir 2 minutes de chaque côté.

3. Ajouter les haricots et les autres ingrédients, mélanger délicatement et cuire encore 10 minutes.

4. Répartir le mélange dans les assiettes et servir immédiatement pour le déjeuner.

<u>Informations nutritionnelles :</u> calories 219, lipides 8, fibres 8, glucides 12, protéines 8

Portions de soupe aux carottes : 4

Temps de cuisson : 40 minutes

Ingrédients:

1 tasse de courge musquée, hachée

1 cuillère à soupe. Huile d'olive

1 cuillère à soupe. Poudre de curcuma

14 ½ onces. Lait de coco, léger

3 tasses de carottes, hachées

1 poireau, rincé et tranché

1 cuillère à soupe. Gingembre, râpé

3 tasses de bouillon de légumes

1 tasse de fenouil, haché

Sel & Poivre, au goût

2 gousses d'ail, émincées

Les directions:

1. Commencez par chauffer un faitout à feu moyen-élevé.

2. Ajoutez l'huile à la cuillère, puis ajoutez le fenouil, la courge, les carottes et le poireau. Bien mélanger.

3. Maintenant, faites-le sauter pendant 4 à 5 minutes ou jusqu'à ce qu'il ramollisse.

4. Ensuite, ajoutez-y du curcuma, du gingembre, du poivre et de l'ail. Cuire encore 1 à 2 minutes.

5. Ensuite, versez-y le bouillon et le lait de coco. Bien mélanger.

6. Après cela, porter le mélange à ébullition et couvrir le faitout.

7. Laissez mijoter pendant 20 minutes.

8. Une fois cuit, transférez le mélange dans un mélangeur à haute vitesse et mélangez pendant 1 à 2 minutes ou jusqu'à ce que vous obteniez une soupe onctueuse et crémeuse.

9. Vérifiez l'assaisonnement et ajoutez plus de sel et de poivre si nécessaire.

Informations nutritionnelles : Calories : 210.4KcalProtéines : 2.11gGlucides : 25.64gMatières grasses : 10.91g

Portions de salade de pâtes saines : 6

Temps de cuisson : 10 minutes

Ingrédients:

1 paquet de pâtes fusilli sans gluten

1 tasse de tomates raisins, tranchées

1 poignée de coriandre fraîche, hachée

1 tasse d'olives, coupées en deux

1 tasse de basilic frais, haché

½ tasse d'huile d'olive

Sel de mer au goût

Les directions:

1. Fouetter ensemble l'huile d'olive, le basilic haché, la coriandre et le sel marin.

Mettre de côté.

2. Faites cuire les pâtes selon les instructions sur l'emballage, égouttez et rincez.

3. Mélanger les pâtes avec les tomates et les olives.

4. Ajouter le mélange d'huile d'olive et mélanger jusqu'à ce que le tout soit bien mélangé.

<u>Informations nutritionnelles :</u> Glucides totaux 66g Fibres alimentaires : 5g Protéines : 13g Lipides totaux : 23g Calories : 525

Portions de cari de pois chiches : 4 à 6

Temps de cuisson : 25 minutes

Ingrédients:

2 × 15 onces. Pois chiches, lavés, égouttés et cuits 2 c. Huile d'olive

1 cuillère à soupe. Poudre de curcuma

½ de 1 Oignon, coupé en dés

1 c. Cayenne, mis à la terre

4 gousses d'ail, émincées

2 c. Poudre de chili

15 onces Purée de tomates

Poivre noir, au besoin

2 cuillères à soupe. Pâte De Tomate

1 c. Cayenne, mis à la terre

½ cuillère à soupe. Sirop d'érable

½ de 15 onces. boîte de lait de coco

2 c. Cumin, moulu

2 c. Paprika fumé

Les directions:

1. Chauffer une grande poêle à feu moyen-élevé. Pour cela, une cuillère dans l'huile.

2. Une fois que l'huile devient chaude, incorporer l'oignon et cuire pendant 3 à 4

minutes ou jusqu'à ce qu'il ramollisse.

3. Ensuite, versez-y la pâte de tomates, le sirop d'érable, tous les assaisonnements, la purée de tomates et l'ail. Bien mélanger.

4. Ensuite, ajoutez-y les pois chiches cuits avec du lait de coco, du poivre noir et du sel.

5. Maintenant, remuez bien le tout et laissez mijoter pendant 8 à 10

minutes ou jusqu'à épaississement.

6. Arroser de jus de lime et garnir de coriandre, si désiré.

<u>Informations nutritionnelles :</u> Calories : 224KcalProtéines : 15,2gGlucides : 32,4gMatières grasses : 7,5g

Viande hachée Stroganoff Ingrédients :

1 lb de viande hachée maigre

1 petit oignon coupé en dés

1 gousse d'ail hachée

3/4 lb de champignons neufs coupés

3 cuillères à soupe de farine

2 tasses de bouillon de viande

sel et poivre au goût

2 cuillères à café de sauce Worcestershire

3/4 tasse de crème piquante

2 cuillères à soupe de persil nouveau

Les directions:

1. Un hamburger moulu de couleur foncée, de l'oignon et de l'ail (en faisant un effort pour ne pas le diviser par-dessus) dans un plat jusqu'à ce qu'il ne reste plus de rose. Manche gras.

2. Inclure les champignons coupés et cuire 2-3 minutes. Incorporer la farine et cuire 1 minute progressivement.

3. Inclure le bouillon, la sauce Worcestershire, le sel et le poivre et chauffer jusqu'à ébullition. Diminuer la chaleur et mijoter à feu doux 10 minutes.

Cuire les nouilles aux œufs comme indiqué par les en-têtes des paquets.

4. Expulsez le mélange de viande de la chaleur, mélangez-y la crème piquante et le persil.

5. Servir sur des nouilles aux œufs.

Portions de bouts de côtes en sauce : 4

Temps de cuisson : 65 minutes

Ingrédients:

2 livres. bout de côtes de boeuf

1 ½ cuillère à café d'huile d'olive

1 ½ cuillère à soupe de sauce soja

1 cuillère à soupe de sauce Worcestershire

1 cuillère à soupe de stévia

1 ¼ tasse d'oignon haché.

1 cuillère à café d'ail émincé

1/2 tasse de vin rouge

⅓ tasse de ketchup, sans sucre

Sel et poivre noir au goût

Les directions:

1. Coupez les côtes en 3 segments et frottez-les avec du poivre noir et du sel.

2. Ajoutez de l'huile dans l'Instant Pot et appuyez sur Sauté.

3. Placer les côtes dans l'huile et saisir 5 minutes de chaque côté.

4. Ajouter l'oignon et faire sauter pendant 4 minutes.

5. Incorporer l'ail et cuire pendant 1 minute.

6. Fouetter le reste des ingrédients dans un bol et verser sur les côtes levées.

7. Mettez son couvercle à pression et faites cuire 55 minutes en mode manuel à haute pression.

8. Une fois cela fait, relâchez la pression naturellement puis retirez le couvercle.

9. Servir chaud.

Informations nutritionnelles : Calories 555, glucides 12,8 g, protéines 66,7 g, lipides 22,3 g, fibres 0,9 g

Portions de soupe au poulet et aux nouilles sans gluten : 4

Temps de cuisson : 25 minutes

Ingrédients:

¼ tasse d'huile d'olive extra vierge

3 branches de céleri, coupées en tranches de ¼ de pouce

2 carottes moyennes, coupées en dés de ¼ de pouce

1 petit oignon, coupé en dés de ¼ de pouce

1 branche de romarin frais

4 tasses de bouillon de poulet

8 onces de penne sans gluten

1 cuillère à café de sel

¼ cuillère à café de poivre noir fraîchement moulu

2 tasses de poulet rôti en dés

¼ tasse de persil plat frais finement haché Les directions:

1. Faites chauffer l'huile à feu vif dans une grande casserole.

2. Mettez le céleri, les carottes, l'oignon et le romarin et faites sauter jusqu'à ce qu'ils ramollissent, 5 à 7 minutes.

3. Ajouter le bouillon, les penne, le sel et le poivre et faire bouillir.

4. Laisser mijoter et cuire jusqu'à ce que les penne soient tendres, 8 à 10 minutes.

5. Retirez et jetez la branche de romarin et ajoutez le poulet et le persil.

6. Réduire le feu à doux. Cuire dans les 5 minutes et servir.

Informations nutritionnelles : Calories 485 Total Lipides : 18g Total Glucides : 47g Sucre : 4g Fibres : 7g Protéines : 33g Sodium : 1423mg

Portions de cari de lentilles : 4

Temps de cuisson : 40 minutes

Ingrédients:

2 c. Graines de moutarde

1 c. Curcuma, moulu

1 tasse de lentilles, trempées

2 c. Graines de cumin

1 tomate, grosse et hachée

1 oignon jaune, tranché finement

4 tasses d'eau

Sel de mer, au besoin

2 carottes coupées en demi-lunes

3 poignées de feuilles d'épinards, râpées

1 c. Gingembre, émincé

½ c. Poudre de chili

2 cuillères à soupe. Huile de noix de coco

Les directions:

1. Tout d'abord, placez les haricots mungo et l'eau dans une casserole profonde à feu moyen-élevé.

2. Maintenant, portez le mélange de haricots à ébullition et laissez mijoter.

3. Laisser mijoter dans les 20 à 30 minutes ou jusqu'à ce que les haricots mungo soient ramollis.

4. Ensuite, faites chauffer l'huile de noix de coco dans une grande casserole à feu moyen et incorporez les graines de moutarde et les graines de cumin.

5. Si les graines de moutarde éclatent, mettez les oignons. Faire revenir les oignons pour 4

minutes ou jusqu'à ce qu'ils ramollissent.

6. Ajouter l'ail à la cuillère et continuer à faire sauter encore 1 minute.

Une fois aromatique, ajoutez-y le curcuma et la poudre de chili.

7. Ensuite, ajoutez la carotte et la tomate. Faites cuire pendant 6 minutes ou jusqu'à ce qu'elles ramollissent.

8. Enfin, ajoutez-y les lentilles cuites et remuez bien le tout.

9. Incorporer les feuilles d'épinards et faire sauter jusqu'à ce qu'elles ramollissent. Retirer du feu. Servez-le chaud et dégustez.

Informations nutritionnelles : Calories 290Kcal Protéines : 14g Glucides : 43g Lipides : 8g

Portions de sauté de poulet et de pois mange-tout : 4

Temps de cuisson : 10 minutes

Ingrédients:

1 ¼ tasse de poitrine de poulet désossée et sans peau, tranchée finement 3 cuillères à soupe de coriandre fraîche, hachée

2 cuillères à soupe d'huile végétale

2 cuillères à soupe de graines de sésame

1 botte d'oignons verts, tranchés finement

2 cuillères à café de Sriracha

2 gousses d'ail, hachées

2 cuillères à soupe de vinaigre de riz

1 poivron, tranché finement

3 cuillères à soupe de sauce soja

2½ tasses de pois mange-tout

Sel, au goût

Poivre noir fraîchement moulu, au goût

Les directions:

1. Faites chauffer l'huile dans une poêle à feu moyen. Ajouter l'ail et les oignons verts émincés. Cuire pendant une minute, puis ajouter 2 ½ tasses de pois mange-tout avec le poivron. Cuire jusqu'à tendreté, juste pendant environ 3-4 minutes.

2. Ajouter le poulet et cuire pendant environ 4 à 5 minutes, ou jusqu'à ce qu'il soit bien cuit.

3. Ajoutez 2 cuillères à café de Sriracha, 2 cuillères à soupe de graines de sésame, 3

à soupe de sauce soja et 2 cuillères à soupe de vinaigre de riz. Mélangez le tout jusqu'à ce que le tout soit bien combiné. Laisser mijoter 2-3 minutes à feu doux.

4. Ajouter 3 cuillères à soupe de coriandre hachée et bien mélanger. Transférer et saupoudrer de graines de sésame supplémentaires et de coriandre, si nécessaire. Prendre plaisir!

<u>Informations nutritionnelles :</u> 228 calories 11 g de lipides 11 g de glucides totaux 20 g de protéines

Broccolini juteux aux anchois et amandes

Portions : 6

Temps de cuisson : 10 minutes

Ingrédients:

2 bouquets de broccolini, parés

1 cuillère à soupe d'huile d'olive extra vierge

1 long piment rouge frais, épépiné, haché finement 2 gousses d'ail, tranchées finement

¼ tasse d'amandes naturelles, hachées grossièrement

2 cuillères à café de zeste de citron finement râpé

Un filet de jus de citron, frais

4 anchois à l'huile, hachés

Les directions:

1. Chauffer l'huile jusqu'à ce qu'elle soit chaude dans une grande casserole. Ajouter les anchois égouttés, l'ail, le piment et le zeste de citron. Cuire jusqu'à ce que aromatique, pendant 30

secondes en remuant fréquemment. Ajouter les amandes et poursuivre la cuisson une minute de plus en remuant fréquemment. Retirer du feu et ajouter un filet de jus de citron frais.

2. Placez ensuite les broccolini dans un panier vapeur posé sur une casserole d'eau frémissante. Couvrir et cuire jusqu'à ce qu'ils soient tendres, pendant 2

à 3 minutes. Bien égoutter puis transférer dans une grande assiette de service. Garnir du mélange d'amandes. Prendre plaisir.

Informations nutritionnelles : kcal 350 Lipides : 7 g Fibres : 3 g Protéines : 6 g

Portions de galettes de shiitake et d'épinards : 8

Temps de cuisson : 15 minutes

Ingrédients:

1 ½ tasse de champignons shiitake, émincés

1 ½ tasse d'épinards, hachés

3 gousses d'ail, hachées

2 oignons, émincés

4 c. huile d'olive

1 oeuf

1 ½ tasse de quinoa, cuit

1 ½ c. assaisonnement italien

1/3 tasse de graines de tournesol grillées, moulues

1/3 tasse de fromage Pecorino, râpé

Les directions:

1. Faites chauffer l'huile d'olive dans une casserole. Une fois chaud, faire sauter les champignons shiitake pendant 3 minutes ou jusqu'à ce qu'ils soient légèrement saisis. Ajouter l'ail et l'oignon. Faire sauter pendant 2 minutes ou jusqu'à ce qu'ils soient parfumés et translucides. Mettre de côté.

2. Dans la même casserole, chauffer le reste de l'huile d'olive. Ajouter les épinards. Réduire le feu, puis laisser mijoter 1 minute, égoutter et transférer dans une passoire.

3. Hacher finement les épinards et les ajouter au mélange de champignons. Ajouter l'œuf au mélange d'épinards. Incorporer le quinoa cuit—assaisonner avec l'assaisonnement italien, puis mélanger jusqu'à ce que le tout soit bien mélangé. Saupoudrer de graines de tournesol et de fromage.

4. Diviser le mélange d'épinards en galettes—Cuire les galettes dans les 5

minutes ou jusqu'à ce qu'ils soient fermes et dorés. Servir avec du pain burger.

Informations nutritionnelles : Calories 43 Glucides : 9g Lipides : 0g Protéines : 3g

Portions de salade de chou-fleur au brocoli : 6

Temps de cuisson : 20 minutes

Ingrédients:

c. Poivre noir, moulu

3 tasses de fleurons de chou-fleur

1 cuillère à soupe. Le vinaigre

1 c. Mon chéri

8 tasses de chou frisé, haché

3 tasses de fleurons de brocoli

4 cuillères à soupe. Huile d'olive vierge extra

½ c. Le sel

1 ½ c. Moutarde de Dijon

1 c. Mon chéri

½ tasse de cerises, séchées

1/3 tasse de pacanes, hachées

1 tasse de fromage Manchego, râpé

Les directions:

1. Préchauffer le four à 450 ° F et placer une plaque à pâtisserie sur la grille du milieu.

2. Après cela, placez les fleurons de chou-fleur et de brocoli dans un grand bol.

3. À cela, ajoutez la moitié du sel, deux cuillères à soupe d'huile et du poivre. Bien mélanger.

4. Maintenant, transférez le mélange sur la plaque préchauffée et faites-le cuire pendant 12 minutes en le retournant une fois entre les deux.

5. Une fois qu'il devient tendre et doré, retirez-le du four et laissez-le refroidir complètement.

6. Pendant ce temps, mélangez les deux cuillères à soupe restantes d'huile, de vinaigre, de miel, de moutarde et de sel dans un autre bol.

7. Badigeonnez ce mélange sur les feuilles de chou frisé en envoyant un message aux feuilles avec vos mains. Mettez-le de côté pendant 3 à 5 minutes.

8. Enfin, ajoutez les légumes rôtis, le fromage, les cerises et les noix de pécan à la salade de brocoli et de chou-fleur.

Informations nutritionnelles : Calories : 259KcalProtéines : 8.4gGlucides : 23.2gMatières grasses : 16.3g

Salade de poulet avec touche chinoiseù

Portions : 3

Temps de cuisson : 25 minutes

Ingrédients:

1 oignon vert moyen (tranché finement)

2 poitrines de poulet désossées

2 cuillères à soupe de sauce soja

¼ cuillère à café de poivre blanc

1 cuillère à soupe d'huile de sésame

4 tasses de laitue romaine (hachée)

1 tasse de chou (râpé)

Coupe de petits cubes de carottes

¼ tasse d'amandes effilées

¼ Tasse de nouilles (uniquement pour le service)

Pour préparer la vinaigrette chinoise :

1 gousse d'ail hachée

1 cuillère à café de sauce soja

1 cuillère à soupe d'huile de sésame

2 cuillères à soupe de vinaigre de riz

1 cuillère à soupe de sucre

Les directions:

1. Préparez la vinaigrette chinoise en fouettant tous les ingrédients dans un bol.

2. Dans un bol, faire mariner les poitrines de poulet avec l'ail, l'huile d'olive, la sauce soja et le poivre blanc pendant 20 minutes.

3. Placer le plat de cuisson dans le four préchauffé (à 225C).

4. Placer les poitrines de poulet dans le plat allant au four et cuire au four presque pendant 20

minutes.

5. Pour assembler la salade, mélanger la laitue romaine, le chou, les carottes et l'oignon vert.

6. Pour servir, placez un morceau de poulet dans une assiette et une salade dessus. Versez un peu de vinaigrette dessus avec les nouilles.

Informations nutritionnelles : Calories 130 Glucides : 10g Lipides : 6g

Protéines : 10g

Portions de poivrons farcis à l'amarante et au quinoa : 4

Temps de cuisson : 1 heure et 10 minutes

Ingrédients:

2 cuillères à soupe d'amarante

1 courgette moyenne, parée, râpée

2 tomates mûries sur pied, coupées en dés

2/3 tasse (environ 135 g) de quinoa

1 oignon, de taille moyenne, haché finement

2 gousses d'ail écrasées

1 cuillère à café de cumin moulu

2 cuillères à soupe de graines de tournesol légèrement grillées 75 g de ricotta fraîche

2 cuillères à soupe de groseilles

4 poivrons, gros, coupés en deux sur la longueur et épépinés 2 cuillères à soupe de persil plat, haché grossièrement Les directions:

1. Tapisser une plaque à pâtisserie, de préférence de grande taille, de papier sulfurisé (antiadhésif) puis préchauffer votre four à 350 F à l'avance. Remplissez une casserole de taille moyenne avec environ un demi-litre d'eau puis ajoutez l'amarante et le quinoa; porter à ébullition à feu modéré. Une fois cela fait, baissez le feu à doux; couvrir et laisser mijoter jusqu'à ce que les grains deviennent al dente et que l'eau soit absorbée, pendant 12 à 15

minutes. Retirer du feu & réserver.

2. Pendant ce temps, enduisez légèrement d'huile une grande poêle à frire et faites-la chauffer à feu moyen. Une fois chaud, ajoutez l'oignon avec les courgettes et faites cuire jusqu'à ce qu'ils ramollissent, pendant quelques minutes, en remuant fréquemment. Ajouter le cumin et l'ail; cuire une minute. Retirer du feu et laisser refroidir.

3. Placer les grains, le mélange d'oignons, les graines de tournesol, les groseilles, le persil, la ricotta et la tomate dans un bol à mélanger, de préférence de grande taille; bien mélanger les ingrédients jusqu'à ce qu'ils soient bien mélangés—assaisonner de poivre et de sel au goût.

4. Remplissez les poivrons avec le mélange de quinoa préparé et disposez-les sur le plateau, en recouvrant le plateau de papier d'aluminium. Cuire au four pendant 17 à 20

minutes. Retirez le papier d'aluminium et faites cuire jusqu'à ce que la farce devienne dorée et que les légumes soient tendres à la fourchette, pendant 15 à 20 minutes de plus.

Informations nutritionnelles : kcal 200 Lipides : 8,5 g Fibres : 8 g Protéines : 15 g

Filets de poisson croustillants en croûte de fromage Portions : 4

Temps de cuisson : 10 minutes

Ingrédients:

tasse de chapelure de blé entier

tasse de parmesan, râpé

¼ cuillère à café de sel de mer ¼ cuillère à café de poivre moulu

1 cuillère à soupe. 4 filets de tilapia à l'huile d'olive

Les directions:

1. Préchauffer le four à 375 °F.

2. Incorporer la chapelure, le parmesan, le sel, le poivre et l'huile d'olive dans un bol à mélanger.

3. Bien mélanger jusqu'à ce que le tout soit bien mélangé.

4. Enrober les filets du mélange et déposer chacun sur une plaque à pâtisserie légèrement vaporisée.

5. Placez la feuille dans le four.

6. Cuire au four pendant 10 minutes jusqu'à ce que les filets soient cuits et brunissent.

<u>Informations nutritionnelles :</u> Calories : 255 Lipides : 7gProtéines : 15,9gGlucides : 34gFibres : 2,6g

Haricots Protéinés Et Coquilles Farcies Vertes

Ingrédients:

Sel véritable ou sel de mer

Huile d'olive

12 onces coquillages de la taille d'un paquet (environ 40) 1 lb d'épinards fendus solidifiés

2 à 3 gousses d'ail, épluchées et divisées

15 à 16 onces. ricotta cheddar (idéalement entier/lait entier) 2 œufs

1 boîte de haricots blancs (par exemple, cannellini), épuisés et rincés

½ T de pesto vert, fait sur mesure ou acheté localement Poivre noir moulu

3 T (ou plus) de sauce marinara

Parmesan moulu ou cheddar pecorino (facultatif) Les directions:

1. Faites chauffer au moins 5 litres d'eau jusqu'à ébullition dans une énorme casserole (ou travaillez en deux plus petites touffes). Inclure une cuillère à soupe de sel, une pincée d'huile d'olive et les coquilles. Faire bouillir environ 9 minutes (ou jusqu'à ce qu'il soit extrêmement encore assez ferme), en mélangeant sporadiquement pour garder les coquilles isolées. Canalisez tendrement les coquilles dans une passoire, ou retirez-les de l'eau avec une

cuillère ouverte. Laver rapidement à l'eau froide. Tapisser une feuille chauffante à rebords de film alimentaire. Au moment où les coquilles sont suffisamment froides pour être traitées, séparez-les à la main, en vidant l'excès d'eau et en ouvrant l'ouverture en une seule couche sur le conteneur en feuille. Étendre progressivement avec une pellicule plastique une fois pratiquement refroidi.

2. Apportez quelques litres d'eau (ou utilisez le reste de l'eau des pâtes, au cas où vous ne l'auriez pas vidé) dans une bulle dans un pot similaire. Inclure les épinards solidifiés et cuire trois minutes à feu vif, jusqu'à ce qu'ils soient délicats. Tapisser la passoire de serviettes en papier détrempées au cas où les ouvertures seraient énormes, puis canaliser les épinards. Placez une passoire au-dessus d'un bol pour en épuiser davantage pendant que vous commencez le remplissage.

3. Ajoutez uniquement l'ail dans un robot culinaire et faites-le fonctionner jusqu'à ce qu'il soit finement haché et adhère aux côtés. Grattez les parois du bol, à ce stade, incluez la ricotta, les œufs, les haricots, le pesto, 1½

cuillères à café de sel et quelques labeurs de poivre (une pression importante). Appuyez sur les épinards dans votre main pour épuiser bien l'eau en circulation, puis ajoutez-les à d'autres fixations dans le robot culinaire. Exécutez jusqu'à ce que pratiquement lisse, avec quelques petits morceaux d'épinards encore perceptibles. Je penche pour ne pas goûter après avoir ajouté l'œuf brut, mais si vous pensez que son goût fondamental est un peu et modifiez l'arôme au goût.

4. Préchauffer le gril à 350 (F) et doucher ou huiler doucement un 9 x 13"

poêle, en plus d'un autre plat de goulasch plus petit (environ 8 à 10 des coquilles ne rentrent pas dans le 9 x 13). Pour remplir les coquilles, prenez chaque coquille à tour de rôle, en la tenant ouverte avec le pouce et l'index de votre main non prédominante. Prélevez 3 à 4 cuillères à soupe en chargeant avec votre autre main et grattez dans la coquille. La plupart d'entre eux n'auront pas fière allure, ce qui est bien ! Repérez les coquilles remplies les unes à côté des autres dans le conteneur préparé. Verser la sauce sur les coquilles, en laissant des morceaux de garniture verte incomparables. Étaler le récipient avec le travers et préparer pendant 30 minutes. Augmentez la chaleur à 375 (F), saupoudrez les coquilles d'un peu de parmesan moulu (le cas échéant) et la chaleur révélée pour 5 autres

à 10 minutes jusqu'à ce que le cheddar soit dissous et que l'humidité abondante diminue.

5. Laisser refroidir 5 à 10 minutes, puis servir seul ou avec une assiette fraîche de verdures mélangées après coup !

Salade de nouilles asiatiques :

8 onces de longueur de nouilles de pâtes de blé entier légères -, par exemple, des spaghettis (utilisez des nouilles soba pour faire des nouilles sans gluten) 24 onces de Mann's Broccoli Cole Slaw - 2 sacs de 12 onces 4 onces de carottes moulues

1/4 tasse d'huile d'olive extra vierge

1/4 tasse de vinaigre de riz

3 cuillères à soupe de nectar - utilisez du nectar d'agave léger pour faire un amoureux des légumes

3 cuillères à soupe de pâte à tartiner lisse

2 cuillères à soupe de sauce soja à faible teneur en sodium - sans gluten si nécessaire 1 cuillère à soupe de sauce au poivre Sriracha - ou de sauce chili à l'ail, en plus d'un supplément au goût

1 cuillère à soupe de gingembre nouveau émincé

2 cuillères à café d'ail émincé - environ 4 gousses 3/4 tasse d'arachides grillées non salées, - généralement coupées 3/4 tasse de coriandre nouvelle - finement coupées

Les directions:

1. Faites chauffer une énorme casserole d'eau salée jusqu'à ébullition. Cuire les nouilles jusqu'à ce qu'elles soient encore un peu fermes, selon les en-têtes des paquets. Canalisez et rincez rapidement à l'eau froide pour évacuer la surabondance d'amidon et arrêter la cuisson, passez à ce moment-là dans un immense bol de service. Inclure la salade de chou au brocoli et les carottes.

2. Pendant la cuisson des pâtes, fouetter ensemble l'huile d'olive, le vinaigre de riz, le nectar, la tartinade aux noix, la sauce soja, le Sriarcha, le gingembre et l'ail. Verser sur le mélange de nouilles et lancer pour consolider. Incluez les cacahuètes et la coriandre et lancez à nouveau. Servir frais ou à température ambiante avec un supplément de sauce Sriracha au choix.

3. Remarques sur la formule

4. La salade de nouilles asiatiques peut être servie froide ou à température ambiante.

Le magasin reste dans la glacière dans un support étanche à l'eau et à l'air jusqu'à 3 jours.

Portions de saumon et haricots verts : 4

Temps de cuisson : 26 minutes

Ingrédients:

2 cuillères à soupe d'huile d'olive

1 oignon jaune, haché

4 filets de saumon, désossés

1 tasse de haricots verts, parés et coupés en deux

2 gousses d'ail, hachées

½ tasse de bouillon de poulet

1 cuillère à café de poudre de chili

1 cuillère à café de paprika doux

Une pincée de sel et de poivre noir

1 cuillère à soupe de coriandre, hachée

Les directions:

1. Faire chauffer une poêle avec l'huile à feu moyen, ajouter l'oignon, remuer et faire revenir 2 minutes.

2. Ajouter le poisson et le saisir 2 minutes de chaque côté.

3. Ajoutez le reste des ingrédients, mélangez délicatement et faites cuire le tout à 360 degrés F pendant 20 minutes.

4. Répartir le tout dans les assiettes et servir pour le déjeuner.

Informations nutritionnelles : calories 322, lipides 18,3, fibres 2, glucides 5,8, protéines 35,7

Ingrédients du poulet farci au fromage

2 oignons verts (peu coupés)

2 jalapeños épépinés (peu coupés)

1/4 c. coriandre

1 c. piquant de citron vert

125 grammes. Cheddar Monterey Jack (grossièrement moulu) 4 petites poitrines de poulet désossées et sans peau

3 cuillères à soupe. huile d'olive

Le sel

Poivre

3 cuillères à soupe. jus de citron vert

2 poivrons ringer (coupés délicatement)

1/2 petit oignon rouge (peu coupé)

5 ch. laitue romaine déchirée

Les directions:

1. Chauffer le gril à 450 °F. Dans un bol, consolidez les oignons verts et les jalapeños épépinés, 1/4 tasse de coriandre (coupée) et la préparation au citron vert, puis ajoutez-y du cheddar Monterey Jack.

2. Complétez la lame dans le morceau le plus épais de chacun des poitrines de poulet désossées et sans peau et déplacez-vous d'avant en arrière pour créer une poche de 2 1/2 pouces aussi large que possible sans éprouver. Farcir le poulet avec le mélange de cheddar.

3. Faites chauffer 2 cuillères à soupe d'huile d'olive dans une énorme poêle à feu moyen.

Assaisonner le poulet avec du sel et du poivre et cuire jusqu'à ce qu'il soit plus foncé d'un côté, de 3 à 4 minutes. Retourner le poulet et faire griller jusqu'à ce qu'il soit bien cuit, de 10 à 12 minutes.

4. Entre-temps, dans un grand bol, fouetter ensemble le jus de citron vert, 1

à soupe d'huile d'olive et 1/2 cuillère à café de sel. Inclure les poivrons et l'oignon rouge et laisser reposer 10 minutes, en lançant sporadiquement. Ajoutez de la laitue romaine et 1 tasse de coriandre nouvelle. Présenter avec du poulet et des quartiers de lime.

Roquette avec vinaigrette au gorgonzola

Portions : 4

Temps de cuisson : 0 minutes

Ingrédients:

1 botte de roquettes, nettoyées

1 poire, tranchée finement

1 cuillère à soupe de jus de citron frais

1 gousse d'ail, écrasée

1/3 tasse de fromage Gorgonzola, émietté

1/4 tasse de bouillon de légumes, réduit en sodium

Poivre fraîchement moulu

4 cuillères à café d'huile d'olive

1 cuillère à soupe de vinaigre de cidre

Les directions:

1. Mettez les tranches de poire et le jus de citron dans un bol. Mélanger pour enrober.

Disposer les tranches de poires, ainsi que la roquette, sur une assiette.

2. Dans un bol, mélanger le vinaigre, l'huile, le fromage, le bouillon, le poivre et l'ail. Laisser reposer 5 minutes, retirer l'ail. Mettez la vinaigrette, puis servez.

Informations nutritionnelles : Calories 145 Glucides : 23g Lipides : 4g Protéines : 6g

Portions de soupe au chou : 6

Temps de cuisson : 35 minutes

Ingrédients:

1 oignon jaune, haché

1 tête de chou vert, râpée

2 cuillères à soupe d'huile d'olive

5 tasses de bouillon de légumes

1 carotte, pelée et râpée

Une pincée de sel et de poivre noir

1 cuillère à soupe de coriandre, hachée

2 cuillères à café de thym, haché

½ cuillère à café de paprika fumé

½ cuillère à café de paprika chaud

1 cuillère à soupe de jus de citron

Portions de riz de chou-fleur : 4

Temps de cuisson : 10 minutes

Ingrédients:

¼ tasse d'huile de cuisson

1 cuillère à soupe. Huile de noix de coco

1 cuillère à soupe. Sucre de noix de coco

4 tasses de chou-fleur, décomposé en fleurons ½ c. Le sel

Les directions:

1. Tout d'abord, passez le chou-fleur dans un robot culinaire et mixez-le pendant 1 à 2 minutes.

2. Faites chauffer l'huile dans une grande poêle à feu moyen, puis versez le chou-fleur en riz, le sucre de coco et le sel dans la poêle.

3. Mélangez-les bien et faites-les cuire pendant 4 à 5 minutes ou jusqu'à ce que le chou-fleur soit légèrement mou.

4. Enfin, versez le lait de coco et dégustez-le.

Informations nutritionnelles : Calories 108Kcal Protéines :27,1g Glucides : 11g Lipides : 6g

Portions de feta frittata et épinards : 4

Temps de cuisson : 10 minutes

Ingrédients:

½ petit oignon brun

250g de pousses d'épinards

½ tasse de fromage feta

1 cuillère à soupe de pâte d'ail

4 œufs battus

Mélange d'assaisonnement

Sel & Poivre selon goût

1 cuillère à soupe d'huile d'olive

Les directions:

1. Ajoutez un oignon haché finement dans l'huile et faites-le cuire à feu moyen.

2. Ajouter les épinards dans les oignons brun clair et mélanger pendant 2 min.

3. Dans les œufs, ajoutez le mélange d'épinards et d'oignons froids.

4. Ajoutez maintenant la pâte d'ail, le sel et le poivre et mélangez le mélange.

5. Faites cuire ce mélange à feu doux et remuez doucement les œufs.

6. Ajoutez du fromage feta sur les œufs et placez la poêle sous le gril déjà préchauffé.

7. Faites-le cuire presque 2 à 3 minutes jusqu'à ce que la frittata soit dorée.

8. Servez cette frittata à la feta chaude ou froide.

<u>Informations nutritionnelles :</u> Calories 210 Glucides : 5g Lipides : 14g Protéines : 21g

Ingrédients des autocollants Fiery Chicken Pot

1 livre de poulet haché

1/2 tasse de chou détruit

1 carotte, épluchée et détruite

2 gousses d'ail, pressées

2 oignons verts, finement coupés

1 cuillère à soupe de sauce soja à teneur réduite en sodium

1 cuillère à soupe de sauce hoisin

1 cuillère à soupe de gingembre moulu naturellement

2 cuillères à café d'huile de sésame

1/4 cuillère à café de poivre blanc moulu

36 emballages won ton

2 cuillères à soupe d'huile végétale

POUR LA SAUCE À L'HUILE DE PIMENT :

1/2 tasse d'huile végétale

1/4 tasse de piments rouges séchés, écrasés

2 gousses d'ail, hachées

Les directions:

1. Faire chauffer l'huile végétale dans une petite casserole à feu moyen. Incorporer les poivrons et l'ail écrasés, en mélangeant de temps en temps, jusqu'à ce que l'huile atteigne 180 degrés F, environ 8 à 10 minutes; mettre dans un endroit sûr.

2. Dans un énorme bol, joindre le poulet, le chou, la carotte, l'ail, les oignons verts, la sauce soja, la sauce hoisin, le gingembre, l'huile de sésame et le poivre blanc.

3. Pour ramasser les boulettes, placez les emballages sur un plan de travail.

Déposer 1 cuillère à soupe du mélange de poulet dans le point focal de chaque emballage. En utilisant votre doigt, frottez les bords des emballages avec de l'eau. Froissez le mélange sur la garniture pour former une demi-lune, en pressant les bords pour sceller.

4. Faire chauffer l'huile végétale dans une grande poêle à feu moyen.

Incluez des autocollants de pot dans une seule couche et faites cuire jusqu'à ce qu'ils soient brillants et frais, environ 2-3 minutes pour chaque côté.

5. Servir rapidement avec une sauce à l'huile de ragoût chaude.

Crevettes à l'ail avec chou-fleur émietté

Portions : 2

Temps de cuisson : 15 minutes

Ingrédients:

Pour préparer les crevettes

1 livre de crevettes

2-3 cuillères à soupe d'assaisonnement cajun

Le sel

1 cuillère à soupe de beurre/ghee

Pour préparer des grains de chou-fleur

2 cuillères à soupe de ghee

12 onces de chou-fleur

1 gousse d'ail

Sel au goût

Les directions:

1. Faire bouillir le chou-fleur et l'ail dans 8 onces d'eau à feu moyen jusqu'à ce qu'ils soient tendres.

2. Mélanger le chou-fleur tendre dans le robot culinaire avec le ghee. Ajouter progressivement l'eau bouillante pour obtenir la bonne consistance.

3. Saupoudrer 2 cuillères à soupe d'assaisonnement cajun sur les crevettes et faire mariner.

4. Dans une grande poêle, prendre 3 cuillères à soupe de ghee et cuire les crevettes à feu moyen.

5. Placez une grande cuillère de gruau de chou-fleur dans un bol et remplissez de crevettes frites.

<u>Informations nutritionnelles :</u> Calories 107 Glucides : 1g Lipides : 3g Protéines : 20g

Portions de thon brocoli : 1

Temps de cuisson : 10 minutes

Ingrédients:

1 c. Huile d'olive vierge extra

3 onces. Thon dans l'eau, de préférence léger et gros, égoutté 1 c. Noix, hachées grossièrement

2 tasses de brocoli, haché finement

½ c. Sauce piquante

Les directions:

1. Commencez par mélanger le brocoli, l'assaisonnement et le thon dans un grand bol jusqu'à ce qu'ils soient bien mélangés.

2. Ensuite, mettez les légumes au micro-ondes au four pendant 3 minutes ou jusqu'à ce qu'ils soient tendres

3. Ensuite, incorporer les noix et l'huile d'olive dans le bol et bien mélanger.

4. Servez et dégustez.

<u>Informations nutritionnelles :</u> Calories 259Kcal Protéines :27,1g Glucides : 12,9g Lipides : 12,4g

Soupe à la courge musquée et aux crevettes

Portions : 4

Temps de cuisson : 20 minutes

Ingrédients:

3 cuillères à soupe de beurre non salé

1 petit oignon rouge, haché finement

1 gousse d'ail, tranchée

1 cuillère à café de curcuma

1 cuillère à café de sel

¼ cuillère à café de poivre noir fraîchement moulu

3 tasses de bouillon de légumes

2 tasses de courge musquée épluchée coupée en dés de inch de pouce 1 livre de crevettes décortiquées cuites, décongelées si nécessaire 1 tasse de lait d'amande non sucré

¼ tasse d'amandes effilées (facultatif)

2 cuillères à soupe de persil plat frais finement haché 2 cuillères à café de zeste de citron râpé ou émincé

Les directions:

1. Dissoudre le beurre à feu vif dans une grande casserole.

2. Ajouter l'oignon, l'ail, le curcuma, le sel et le poivre et faire sauter jusqu'à ce que les légumes soient tendres et translucides, 5 à 7 minutes.

3. Ajouter le bouillon et la courge et faire bouillir.

4. Laisser mijoter dans les 5 minutes.

5. Ajouter les crevettes et le lait d'amande et cuire jusqu'à ce qu'ils soient chauds pendant environ 2 minutes.

6. Saupoudrer d'amandes (si utilisé), de persil et de zeste de citron et servir.

Informations nutritionnelles : Calories 275 Total Lipides : 12g Total Glucides : 12g Sucre : 3g Fibres : 2g Protéines : 30g Sodium : 1665mg

Portions de délicieuses boules de dinde cuites au four : 6

Temps de cuisson : 30 minutes

Ingrédients:

1 livre de dinde hachée

½ tasse de chapelure fraîche, blanche ou de blé entier ½ tasse de parmesan, fraîchement râpé

½ cuillère à soupe. basilic, fraîchement haché

½ cuillère à soupe. origan, fraîchement haché

1 gros œuf battu

1 cuillère à soupe. persil, fraîchement haché

3 cuillères à soupe de lait ou d'eau

Une pincée de sel et de poivre

Une pincée de muscade fraîchement râpée

Les directions:

1. Préchauffez votre four à 350 °F.

2. Tapisser deux plaques à pâtisserie de papier parchemin.

3. Incorporer tous les ingrédients dans un grand bol à mélanger.

4. Former des boules de 1 pouce à partir du mélange et placer chaque boule dans le plat de cuisson.

5. Mettez la casserole dans le four.

6. Cuire au four pendant 30 minutes, ou jusqu'à ce que la dinde soit bien cuite et que les surfaces brunissent.

7. Retourner les boulettes une fois à mi-cuisson.

Informations nutritionnelles : Calories : 517 CalGres : 17,2 g Protéines : 38,7 g Glucides : 52,7 g Fibres : 1 g

Portions de chaudrée de palourdes claires : 4

Temps de cuisson : 15 minutes

Ingrédients:

2 cuillères à soupe de beurre non salé

2 carottes moyennes, coupées en morceaux de ½ pouce

2 branches de céleri, tranchées finement

1 petit oignon rouge, coupé en dés de ¼ de pouce

2 gousses d'ail, tranchées

2 tasses de bouillon de légumes

1 bouteille (8 onces) de jus de palourdes

1 boîte de 10 onces de palourdes

½ cuillère à café de thym séché

½ cuillère à café de sel

¼ cuillère à café de poivre noir fraîchement moulu

Les directions:

1. Dissoudre le beurre dans une grande casserole, à feu vif.

2. Ajouter les carottes, le céleri, l'oignon et l'ail et faire sauter jusqu'à ce qu'ils soient légèrement ramollis 2 à 3 minutes.

3. Ajouter le bouillon et le jus de palourdes et faire bouillir.

4. Laisser mijoter et cuire jusqu'à ce que les carottes soient tendres, 3 à 5 minutes.

5. Incorporer les palourdes et leur jus, le thym, le sel et le poivre, faire chauffer 2 à 3 minutes et servir.

Informations nutritionnelles : Calories 156 Total Lipides : 7g Total Glucides : 7g Sucre : 3g Fibres : 1g Protéines : 14g Sodium : 981mg

Portions de riz et de poulet en pot : 4

Temps de cuisson : 25 minutes

Ingrédients:

1 lb de poitrine de poulet fermier, désossée, sans peau ¼ tasse de riz brun

lb de champignons au choix, tranchés

1 poireau, haché

¼ tasse d'amandes, hachées

1 tasse d'eau

1 cuillère à soupe. huile d'olive

1 tasse de haricots verts

½ tasse de vinaigre de cidre de pomme

2 cuillères à soupe. farine tout usage

1 tasse de lait, faible en gras

¼ tasse de parmesan, fraîchement râpé

¼ tasse de crème sure

Une pincée de sel de mer, en rajouter si besoin

poivre noir moulu, au goût

Les directions:

1. Versez le riz brun dans une casserole. Ajouter de l'eau. Couvrir et porter à ébullition. Baisser le feu, puis laisser mijoter pendant 30 minutes ou jusqu'à ce que le riz soit cuit.

2. Pendant ce temps, dans une poêle, ajouter la poitrine de poulet et verser juste assez d'eau pour couvrir—assaisonner de sel. Faire bouillir le mélange, puis réduire le feu et laisser mijoter pendant 10 minutes.

3. Déchiqueter le poulet. Mettre de côté.

4. Faites chauffer l'huile d'olive. Cuire les poireaux jusqu'à tendreté. Ajouter les champignons.

5. Versez du vinaigre de cidre de pomme dans le mélange. Faire revenir le mélange jusqu'à ce que le vinaigre se soit évaporé. Ajouter la farine et le lait dans la poêle.

Saupoudrer de parmesan et ajouter la crème sure. Assaisonner avec du poivre noir.

6. Préchauffer le four à 350 degrés F. Graisser légèrement une cocotte avec de l'huile.

7. Répartir le riz cuit dans la cocotte, puis le poulet râpé et les haricots verts par-dessus. Ajouter les champignons et la sauce aux poireaux.

Mettez des amandes dessus.

8. Cuire au four dans les 20 minutes ou jusqu'à ce qu'ils soient dorés. Laisser refroidir avant de servir.

<u>Informations nutritionnelles :</u> Calories 401 Glucides : 54g Lipides : 12g Protéines : 20g

Jambalaya de crevettes sautées Portions : 4

Temps de cuisson : 30 minutes

Ingrédients:

10 oz. crevettes moyennes, décortiquées

tasse de céleri, haché ½ tasse d'oignon, haché

1 cuillère à soupe. huile ou beurre ¼ de cuillère à café d'ail, émincé

cuillère à café de sel d'oignon ou de sel de mer

tasse de sauce tomate ½ cuillère à café de paprika fumé

½ cuillère à café de sauce Worcestershire

tasse de carottes, hachées

1 cup tasse de saucisse de poulet, précuite et coupée en dés 2 tasses de lentilles, trempées pendant la nuit et précuites 2 tasses de gombo, haché

Une pincée de poivron rouge broyé et de parmesan au poivre noir, râpé pour la garniture (facultatif) Les directions:

1. Faire sauter les crevettes, le céleri et l'oignon avec de l'huile dans une poêle à feu moyen-élevé pendant cinq minutes, ou jusqu'à ce que les crevettes deviennent rosâtres.

2. Ajouter le reste des ingrédients et faire revenir pendant 10

minutes, ou jusqu'à ce que les légumes soient tendres.

3. Pour servir, répartissez le mélange de jambalaya également dans quatre bols de service.

4. Garnir de poivre et de fromage, si désiré.

Informations nutritionnelles : Calories : 529 Lipides : 17,6 g Protéines : 26,4 g Glucides : 98,4 g Fibres : 32,3 g

Portions de chili au poulet : 6

Temps de cuisson : 1 heure

Ingrédients:

1 oignon jaune, haché

2 cuillères à soupe d'huile d'olive

2 gousses d'ail, hachées

1 livre de poitrine de poulet, sans peau, désossée et coupée en cubes 1 poivron vert, haché

2 tasses de bouillon de poulet

1 cuillère à soupe de cacao en poudre

2 cuillères à soupe de poudre de chili

1 cuillère à café de paprika fumé

1 tasse de tomates en conserve, hachées

1 cuillère à soupe de coriandre, hachée

Une pincée de sel et de poivre noir

Les directions:

1. Faire chauffer une casserole avec l'huile à feu moyen, ajouter l'oignon et l'ail et faire revenir 5 minutes.

2. Ajouter la viande et la faire revenir 5 minutes de plus.

3. Ajouter le reste des ingrédients, mélanger, cuire à feu moyen pendant 40 minutes.

4. Répartir le chili dans des bols et servir pour le déjeuner.

Informations nutritionnelles : calories 300, lipides 2, fibres 10, glucides 15, protéines 11

Portions de soupe à l'ail et aux lentilles : 4

Temps de cuisson : 15 minutes

Ingrédients:

2 cuillères à soupe d'huile d'olive extra vierge

2 carottes moyennes, tranchées finement

1 petit oignon blanc, coupé en dés de ¼ de pouce

2 gousses d'ail, tranchées finement

1 cuillère à café de cannelle moulue

1 cuillère à café de sel

¼ cuillère à café de poivre noir fraîchement moulu

3 tasses de bouillon de légumes

1 boîte (15 onces) de lentilles, égouttées et rincées 1 cuillère à soupe de zeste d'orange émincé ou râpé

¼ tasse de noix hachées (facultatif)

2 cuillères à soupe de persil plat frais finement haché <u>Les directions:</u>

1. Faites chauffer l'huile à feu vif dans une grande casserole.

2. Mettez les carottes, l'oignon et l'ail et faites sauter jusqu'à ce qu'ils ramollissent, 5 à 7

minutes.

3. Mettez la cannelle, le sel et le poivre et remuez pour enrober les légumes, 1 à 2 minutes uniformément.

4. Mettez le bouillon et faites bouillir. Laisser mijoter, puis mettre les lentilles et cuire jusqu'à 1 minute.

5. Incorporer le zeste d'orange et servir, parsemé de noix (le cas échéant) et de persil.

Informations nutritionnelles : Calories 201 Matières grasses totales : 8g Glucides totaux : 22g Sucre : 4g Fibres : 8g Protéines : 11g Sodium : 1178mg

Courgettes piquantes et poulet dans un sauté classique de Santa Fe

Portions : 2

Temps de cuisson : 15 minutes

Ingrédients:

1 cuillère à soupe. huile d'olive

2 poitrines de poulet, tranchées

1 oignon, petit, coupé en dés

2 gousses d'ail, émincées 1 pièce de courgettes, coupées en dés ½ tasse de carottes, râpées

1 cuillère à café de paprika fumé 1 cuillère à café de cumin moulu

½ cuillère à café de poudre de chili

2 cuillères à soupe. jus de citron vert frais

tasse de coriandre, fraîchement hachée

Riz brun ou quinoa, au moment de servir

Les directions:

1. Faire sauter le poulet avec de l'huile d'olive pendant environ 3 minutes jusqu'à ce que le poulet brunisse. Mettre de côté.

2. Utilisez le même wok et ajoutez l'oignon et l'ail.

3. Cuire jusqu'à ce que l'oignon soit tendre.

4. Ajouter les carottes et les courgettes.

5. Incorporer le mélange et poursuivre la cuisson pendant environ une minute.

6. Ajoutez tous les assaisonnements au mélange et remuez pour cuire encore une minute.

7. Remettre le poulet dans le wok et verser le jus de citron vert.

8. Remuez pour cuire jusqu'à ce que tout soit cuit.

9. Pour servir, placer le mélange sur du riz ou du quinoa cuit et garnir de coriandre fraîchement hachée.

Informations nutritionnelles : Calories : 191 Lipides : 5,3 g Protéines : 11,9 g Glucides : 26,3 g Fibres : 2,5 g

Tacos au tilapia avec une superbe salade de chou au gingembre et au sésame

Portions : 4

Temps de cuisson : 5 heures

Ingrédients:

1 cuillère à café de gingembre frais, râpé

Sel et poivre noir fraîchement moulu au goût 1 cuillère à café de stevia

1 cuillère à soupe de sauce soja

1 cuillère à soupe d'huile d'olive

1 cuillère à soupe de jus de citron

1 cuillère à soupe de yaourt nature

1½ lb de filets de tilapia

1 tasse de mélange de salade de chou

Les directions:

1. Allumez la casserole instantanée, ajoutez tous les ingrédients dedans, à l'exception des filets de tilapia et du mélange de salade de chou, et remuez jusqu'à ce que le tout soit bien mélangé.

2. Ajoutez ensuite les filets, mélangez jusqu'à ce qu'ils soient bien enrobés, fermez avec le couvercle, appuyez sur le

bouton « cuisson lente » et cuire pendant 5 heures en retournant les filets à mi-cuisson.

3. Une fois terminé, transférer les filets dans un plat et laisser refroidir complètement.

4. Pour la préparation des repas, répartissez le mélange de salade de chou entre quatre contenants hermétiques, ajoutez le tilapia et réfrigérez jusqu'à trois jours.

5. Au moment de manger, réchauffer le tilapia au micro-ondes jusqu'à ce qu'il soit chaud, puis servir avec de la salade de chou.

Informations nutritionnelles : Calories 278, matières grasses totales 7,4 g, glucides totaux 18,6 g, protéines 35,9 g, sucre 1,2 g, fibres 8,2 g, sodium 194 mg

Portions de ragoût de lentilles au curry : 4

Temps de cuisson : 15 minutes

Ingrédients:

1 cuillère à soupe d'huile d'olive

1 oignon, haché

2 gousses d'ail, hachées

1 cuillère à soupe d'assaisonnement au curry bio

4 tasses de bouillon de légumes biologique à faible teneur en sodium 1 tasse de lentilles rouges

2 tasses de courge musquée, cuite

1 tasse de chou frisé

1 cuillère à café de curcuma

Sel de mer au goût

Les directions:

1. Faire revenir l'huile d'olive avec l'oignon et l'ail dans une grande casserole à feu moyen, ajouter. Faire revenir 3 minutes.

2. Ajouter l'assaisonnement au curry biologique, le bouillon de légumes et les lentilles, et porter à ébullition. Cuire pendant 10 minutes.

3. Incorporer la courge musquée cuite et le chou frisé.

4. Ajoutez le curcuma et le sel de mer au goût.

5. Servir chaud.

Informations nutritionnelles : Glucides totaux 41g Fibres alimentaires : 13g Protéines : 16g Lipides totaux : 4g Calories : 252

Salade César au chou frisé avec wrap au poulet grillé Portions : 2

Temps de cuisson : 20 minutes

Ingrédients:

6 tasses de chou frisé, coupé en petits morceaux ½ œuf cocotte; cuit

8 onces de poulet grillé, tranché finement

½ cuillère à café de moutarde de Dijon

¾ tasse de parmesan, finement râpé

poivre noir moulu

sel casher

1 gousse d'ail, émincée

1 tasse de tomates cerises, coupées en quartiers

1/8 tasse de jus de citron, fraîchement pressé

2 grandes tortillas ou deux pains plats Lavash

1 cuillère à café d'agave ou de miel

1/8 tasse d'huile d'olive

Les directions:

1. Mélanger la moitié de l'œuf cocotte avec la moutarde, l'ail émincé, le miel, l'huile d'olive et le jus de citron dans un grand bol à mélanger. Fouettez jusqu'à obtenir une vinaigrette homogène. Assaisonner avec du poivre et du sel au goût.

2. Ajouter les tomates cerises, le poulet et le chou frisé; mélanger délicatement jusqu'à ce qu'il soit bien enrobé de vinaigrette, puis ajouter ¼ tasse de parmesan.

3. Étalez les pains plats et répartissez uniformément la salade préparée sur les wraps ; saupoudrer chacun d'environ ¼ tasse de parmesan.

4. Rouler les wraps et couper en deux. Servez aussitôt et dégustez.

<u>Informations nutritionnelles :</u> kcal 511 Lipides : 29 g Fibres : 2,8 g Protéines : 50 g

Portions de salade de haricots aux épinards : 1

Temps de cuisson : 5 minutes

Ingrédients:

1 tasse d'épinards frais

¼ tasse de haricots noirs en conserve

½ tasse de pois chiches en conserve

½ tasse de champignons cremini

2 cuillères à soupe de vinaigrette balsamique bio 1 cuillère à soupe d'huile d'olive

Les directions:

1. Cuire les champignons cremini avec l'huile d'olive à feu doux et moyen pendant 5 minutes, jusqu'à ce qu'ils soient légèrement dorés.

2. Assemblez la salade en ajoutant les épinards frais dans une assiette et en la garnissant des haricots, des champignons et de la vinaigrette balsamique.

Informations nutritionnelles : Glucides totaux 26 g Fibres alimentaires : 8 g Protéines : 9 g Lipides totaux : 15 g Calories : 274

Saumon en croûte aux noix et au romarin

Portions : 6

Temps de cuisson : 20 minutes

Ingrédients:

1 gousse d'ail hachée

1 cuillère à soupe de moutarde de Dijon

¼ cuillère à soupe de zeste de citron

1 cuillère à soupe de jus de citron

1 cuillère à soupe de romarin frais

1/2 cuillère à soupe de miel

Huile d'olive

Persil frais

3 cuillères à soupe de noix hachées

1 livre de saumon sans peau

1 cuillère à soupe de piment rouge frais concassé

Sel poivre

Quartiers de citron pour la garniture

3 cuillères à soupe de chapelure Panko

1 cuillère à soupe d'huile d'olive extra vierge

Les directions:

1. Étalez la plaque à pâtisserie dans le four et préchauffez-la à 240C.

2. Dans un bol, mélanger la pâte de moutarde, l'ail, le sel, l'huile d'olive, le miel, le jus de citron, le piment rouge broyé, le romarin, le miel de pus.

3. Mélanger le panko, les noix et l'huile et étaler une fine tranche de poisson sur la plaque à pâtisserie. Vaporisez également de l'huile d'olive sur les deux côtés du poisson.

4. Placer le mélange de noix sur le saumon avec le mélange de moutarde dessus.

5. Cuire le saumon presque 12 minutes. Garnissez-le de persil frais et de quartiers de citron et servez chaud.

Informations nutritionnelles : Calories 227 Glucides : 0g Lipides : 12g Protéines : 29g

Patates douces au four avec sauce au tahini rouge Portions : 4

Temps de cuisson : 30 minutes

Ingrédients:

15 onces de pois chiches en conserve

4 patates douces de taille moyenne

½ cuillère à soupe d'huile d'olive

1 pincée de sel

1 cuillère à soupe de jus de citron vert

1/2 cuillère à soupe de poudre de cumin, de coriandre et de paprika Pour la sauce à l'ail et aux herbes

¼ tasse de sauce tahini

½ cuillère à soupe de jus de citron vert

3 gousses d'ail

Sel au goût

Les directions:

1. Préchauffer le four à 204°C. Mélanger les pois chiches dans le sel, les épices et l'huile d'olive. Étalez-les sur la feuille d'aluminium.

2. Badigeonner les quartiers de patate douce avec de l'huile et les placer sur les haricots marinés et cuire au four.

3. Pour la sauce, mélangez toutes les fixations dans un bol. Ajoutez un peu d'eau dedans, mais gardez-le épais.

4. Retirez les patates douces du four après 25 minutes.

5. Garnissez cette salade de pois chiches de patates douces au four avec une sauce à l'ail piquante.

<u>Informations nutritionnelles :</u> Calories 90 Glucides : 20g Lipides : 0g Protéines : 2g

Portions de soupe italienne à la courge d'été : 4

Temps de cuisson : 15 minutes

Ingrédients:

3 cuillères à soupe d'huile d'olive extra vierge

1 petit oignon rouge, tranché finement

1 gousse d'ail, émincée

1 tasse de courgettes râpées

1 tasse de courge jaune râpée

½ tasse de carottes râpées

3 tasses de bouillon de légumes

1 cuillère à café de sel

2 cuillères à soupe de basilic frais finement haché

1 cuillère à soupe de ciboulette fraîche hachée finement

2 cuillères à soupe de pignons de pin

Les directions:

1. Faites chauffer l'huile à feu vif dans une grande casserole.

2. Mettez l'oignon et l'ail et faites sauter jusqu'à ce qu'ils ramollissent, 5 à 7 minutes.

3. Ajouter les courgettes, la courge jaune et la carotte et faire sauter jusqu'à ce qu'elles ramollissent, 1 à 2 minutes.

4. Ajouter le bouillon et le sel et faire bouillir. Laisser mijoter en 1 à 2 minutes.

5. Incorporer le basilic et la ciboulette et servir, parsemé de pignons de pin.

<u>Informations nutritionnelles :</u> Calories 172 Total Lipides : 15g Total Glucides : 6g Sucre : 3g Fibres : 2g Protéines : 5g Sodium : 1170mg

Portions de soupe au safran et au saumon : 4

Temps de cuisson : 20 minutes

Ingrédients:

¼ tasse d'huile d'olive extra vierge

2 poireaux, parties blanches seulement, tranchés finement

2 carottes moyennes, tranchées finement

2 gousses d'ail, tranchées finement

4 tasses de bouillon de légumes

1 livre de filets de saumon sans peau, coupés en morceaux de 1 pouce 1 cuillère à café de sel

¼ cuillère à café de poivre noir fraîchement moulu

¼ cuillère à café de fils de safran

2 tasses de bébés épinards

½ tasse de vin blanc sec

2 cuillères à soupe d'oignons verts hachés, parties blanches et vertes 2 cuillères à soupe de persil plat frais finement haché Les directions:

1. Chauffer l'huile à feu vif dans une grande casserole.

2. Ajouter les poireaux, les carottes et l'ail et faire sauter jusqu'à ce qu'ils ramollissent, 5 à 7

minutes.

3. Mettez le bouillon et faites bouillir.

4. Laisser mijoter et ajouter le saumon, le sel, le poivre et le safran. Cuire jusqu'à ce que le saumon soit bien cuit, environ 8 minutes.

5. Ajouter les épinards, le vin, les oignons verts et le persil et cuire jusqu'à ce que les épinards soient fanés, 1 à 2 minutes, et servir.

Informations nutritionnelles : Calories 418 Total Lipides : 26g Total Glucides : 13g Sucre : 4g Fibres : 2g Protéines : 29g Sodium : 1455mg

Soupe aigre-douce aux crevettes et aux champignons à saveur thaïlandaise

Portions : 6

Temps de cuisson : 38 minutes

Ingrédients:

3 cuillères à soupe de beurre non salé

1 lb de crevettes, décortiquées et déveinées

2 cuillères à café d'ail émincé

1 pouce de racine de gingembre, pelée

1 oignon moyen, coupé en dés

1 piment thaï rouge, haché

1 tige de citronnelle

½ cuillère à café de zeste de citron vert frais

Sel et poivre noir fraîchement moulu, au goût 5 tasses de bouillon de poulet

1 cuillère à soupe d'huile de noix de coco

½ lb de champignons cremini, tranchés en quartiers

1 petite courgette verte

2 cuillères à soupe de jus de citron vert frais

2 cuillères à soupe de sauce de poisson

¼ bouquet de basilic thaï frais, haché

¼ bouquet de coriandre fraîche, hachée

Les directions:

1. Prenez une grande casserole, placez-la sur feu moyen, ajoutez le beurre et quand il fond, ajoutez les crevettes, l'ail, le gingembre, l'oignon, les piments, la citronnelle et le zeste de citron vert, assaisonnez avec du sel et du poivre noir et faites cuire pendant 3 minutes.

2. Verser le bouillon, laisser mijoter pendant 30 minutes, puis filtrer.

3. Prenez une grande poêle à feu moyen, ajoutez l'huile et quand elle est chaude, ajoutez les champignons et les courgettes, assaisonnez davantage avec du sel et du poivre noir et faites cuire pendant 3 minutes.

4. Ajouter le mélange de crevettes dans la poêle, laisser mijoter 2 minutes, arroser de jus de citron vert et de sauce de poisson et cuire 1 minute.

5. Goûtez pour rectifier l'assaisonnement, puis retirez la casserole du feu, décorez de coriandre et de basilic et servez.

<u>Informations nutritionnelles :</u> Calories 223, matières grasses totales 10,2 g, glucides totaux 8,7 g, protéines 23 g, sucre 3,6 g, sodium 1128 mg

Orzo aux tomates séchées Ingrédients :

1 lb de poitrines de poulet désossées et sans peau, coupées en morceaux de 3/4 po

1 cuillère à soupe + 1 cuillère à soupe d'huile d'olive

Sel et poivre noir moulu

2 gousses d'ail, hachées

1/4 tasse (8 oz) de pâtes orzo sèches

2 3/4 tasses de bouillon de poulet à faible teneur en sodium, à ce stade plus varié (n'utilisez pas de jus ordinaires, ce sera excessivement salé) 1/3 tasse de morceaux de tomates séchées au soleil farcies à l'huile d'herbes (environ 12 parties. Secouez une partie de l'huile d'abondance), haché finement dans un processeur de nourriture

1/2 - 3/4 tasse de cheddar parmesan finement détruit, au goût 1/3 tasse de basilic croustillant ciselé

Les directions:

1. Faites chauffer 1 cuillère à soupe d'huile d'olive dans une sauteuse à feu moyen-élevé.

2. Une fois brillant, ajoutez le poulet, assaisonnez doucement avec du sel et du poivre et faites cuire jusqu'à ce qu'il soit brillant, environ 3 minutes à ce

moment-là, pivotez sur les côtés inversés et faites cuire jusqu'à ce que la couleur soit brillante et cuite, environ 3 minutes. Déplacer le poulet dans une assiette, étendre de papier d'aluminium pour garder au chaud.

3. Ajoutez 1 cuillère à café d'huile d'olive pour faire sauter le plat à ce stade, incluez l'ail et faites sauter 20 secondes, ou jusqu'à ce qu'il soit légèrement brillant, puis versez le jus de poulet tout en grattant les morceaux cuits de la base de la poêle.

4. Chauffer le bouillon jusqu'au point d'ébullition à ce stade, y compris les pâtes d'orzo, réduire la chaleur à une poêle à tartiner moyenne avec un couvercle et laisser bouillonner délicatement 5 minutes à ce stade, révéler, mélanger et continuer à bouillonner jusqu'à ce que l'orzo soit délicat, environ 5 minutes plus longtemps, en mélangeant parfois (ne stressez pas s'il reste encore un peu de jus, cela lui donnera un peu d'audace).

5. Lorsque les pâtes sont cuites, jetez le poulet dans l'orzo et retirez-le de la chaleur. Inclure le cheddar parmesan et mélanger jusqu'à dissolution, à ce stade, ajouter les tomates séchées au soleil, le basilic et assaisonner

avec du poivre (vous ne devriez pas avoir besoin de sel mais ajoutez-en un peu au cas où vous penseriez qu'il en aurait besoin).

6. Ajoutez plus de jus pour éclaircir chaque fois que vous le souhaitez (comme les pâtes reposent, elles absorberont l'abondance de liquide et je l'ai apprécié avec une certaine surabondance, j'en ai donc ajouté un peu plus). Servir chaud.

Portions de soupe aux champignons et betteraves : 4

Temps de cuisson : 40 minutes

Ingrédients:

2 cuillères à soupe d'huile d'olive

1 oignon jaune, haché

2 betteraves, pelées et coupées en gros cubes

1 livre de champignons blancs, tranchés

2 gousses d'ail, hachées

1 cuillère à soupe de concentré de tomate

5 tasses de bouillon de légumes

1 cuillère à soupe de persil, haché

Les directions:

1. Faire chauffer une casserole avec l'huile à feu moyen, ajouter l'oignon et l'ail et faire revenir 5 minutes.

2. Ajouter les champignons, remuer et faire revenir 5 minutes de plus.

3. Ajouter les betteraves et les autres ingrédients, porter à ébullition et cuire à feu moyen encore 30 minutes en remuant de temps en temps.

4. Versez la soupe dans des bols et servez.

<u>Informations nutritionnelles :</u> calories 300, lipides 5, fibres 9, glucides 8, protéines 7

Ingrédients des boulettes de poulet au parmesan :

2 livres de poulet haché

3/4 tasse de chapelure panko panko sans gluten fera l'affaire 1/4 tasse d'oignon finement émincé

2 cuillères à soupe de persil haché

2 gousses d'ail hachées

composition d'1 petit citron environ 1 cuillère à café 2 oeufs

3/4 tasse de Pecorino Romano ou de cheddar Parmesan détruit 1 cuillère à café de sel véritable

1/2 cuillère à café de poivre noir moulu croustillant

1 litre de sauce marinara cinq minutes

4 à 6 onces de mozzarella coupée en petits morceaux

Les directions:

1. Préchauffer la cuisinière à 400 degrés, en plaçant la grille dans le tiers supérieur du gril. Dans un grand bol, réunir tout sauf la marinara et la mozzarella. Mélangez doucement en utilisant vos mains ou une énorme cuillère. Ramasser et façonner en petites boulettes de viande et les déposer

sur une plaque chauffante recouverte de papier d'aluminium. Repérez les boulettes de viande les unes à côté des autres sur l'assiette pour qu'elles tiennent bien. Verser environ une demi-cuillère à soupe de sauce sur chaque boulette de viande. Chauffer pendant 15 minutes.

2. Expulsez les boulettes de viande du poêle et augmentez la température du gril pour cuire. Verser une demi-cuillère à soupe supplémentaire de sauce sur chaque boulette de viande et garnir d'un petit carré de mozzarella. (J'ai coupé les coupes légères en morceaux d'environ 1" carré.) Faire griller 3 minutes supplémentaires, jusqu'à ce que le cheddar soit ramolli et devienne brillant. Présentez avec de la sauce supplémentaire. Appréciez !

Boulettes de viande Alla Parmigiana

Ingrédients :

Pour les boulettes de viande

1,5 lb de hamburger haché (80/20)

2 cuillères à soupe de persil croustillant, ciselé

3/4 tasse de cheddar parmesan moulu

1/2 tasse de farine d'amande

2 oeufs

1 cuillère à café de sel

1/4 cuillère à café de poivre noir moulu

1/4 cuillère à café d'ail en poudre

1 cuillère à café de gouttes d'oignons séchés

1/4 cc d'origan séché

1/2 tasse d'eau tiède

Pour la parmesan

1 tasse de sauce marinara céto simple (ou toute marinara sans sucre acquise localement)

4 onces de mozzarella cheddar

Les directions:

1. Joignez l'intégralité des boulettes de viande dans un grand bol et mélangez bien.

2. Structurez en quinze boulettes de 2".

3. Préparez à 350 degrés (F) pendant 20 minutes OU faites frire dans une énorme poêle à feu moyen jusqu'à cuisson complète. Astuce as – essayez de saisir dans l'huile de bacon si vous en avez – cela comprend un autre degré de saveur. Fricasseeing produit l'ombrage de couleur sombre brillant apparu dans les photographies ci-dessus.

4. Pour le Parmigiana :

5. Placez les boulettes de viande cuites dans un plat allant au four.

6. Verser environ 1 cuillère à soupe de sauce sur chaque boulette de viande.

7. Tartiner chacun d'environ 1/4 oz de mozzarella cheddar.

8. Préparez à 350 degrés (F) pendant 20 minutes (40 minutes si les boulettes de viande sont solidifiées) ou jusqu'à ce qu'elles soient bien chaudes et que le cheddar soit brillant.

9. Embellissement avec du nouveau persil quand vous le souhaitez.

Plaque De Poitrine De Dinde Aux Légumes Dorés

Portions : 4

Temps de cuisson : 45 minutes

Ingrédients:

2 cuillères à soupe de beurre non salé, à température ambiante 1 courge poivrée moyenne, épépinée et tranchée finement 2 grosses betteraves dorées, pelées et tranchées finement ½ oignon jaune moyen, tranché finement

½ poitrine de dinde désossée avec peau (1 à 2 livres) 2 cuillères à soupe de miel

1 cuillère à café de sel

1 cuillère à café de curcuma

¼ cuillère à café de poivre noir fraîchement moulu

1 tasse de bouillon de poulet ou de bouillon de légumes

Les directions:

1. Préchauffer le four à 400°F. Graisser la plaque à pâtisserie avec le beurre.

2. Disposer la courge, les betteraves et l'oignon en une seule couche sur la plaque à pâtisserie. Mettez la dinde côté peau vers le haut. Arroser de miel.

Assaisonner avec le sel, le curcuma et le poivre et ajouter le bouillon.

3. Rôtir jusqu'à ce que la dinde enregistre 165 °F au centre avec un thermomètre à lecture instantanée, de 35 à 45 minutes. Retirer et laisser reposer 5 minutes.

4. Trancher et servir.

Informations nutritionnelles : Calories 383 Lipides totaux : 15g Glucides totaux : 25g Sucre : 13g Fibres : 3g Protéines : 37g Sodium : 748mg

Cari vert à la noix de coco et riz bouilli Portions : 8

Temps de cuisson : 20 minutes

Ingrédients:

2 cuillères à soupe d'huile d'olive

12 onces de tofu

2 patates douces moyennes (coupées en cubes)

Sel au goût

314 onces de lait de coco

4 cuillères à soupe de pâte de curry vert

3 tasses de fleurons de brocoli

Les directions:

1. Retirez l'excès d'eau du tofu et faites-le frire à feu moyen. Ajoutez du sel et faites-le frire pendant 12 minutes.

2. Cuire le lait de coco, la pâte de curry vert et la patate douce à feu moyen et laisser mijoter pendant 5 minutes.

3. Maintenant, ajoutez le brocoli et le tofu et faites-le cuire presque 5 minutes jusqu'à ce que la couleur du brocoli change.

4. Servez cette noix de coco et curry vert avec une poignée de riz bouilli et de nombreux raisins secs dessus.

<u>Informations nutritionnelles :</u> Calories 170 Glucides : 34g Lipides : 2g Protéines : 3g

Soupe de patates douces et poulet aux lentilles

Portions : 6

Temps de cuisson : 35 minutes

Ingrédients:

10 branches de céleri

1 poulet maison ou rôti

2 patates douces moyennes

5 onces de lentilles françaises

2 cuillères à soupe de jus de citron vert frais

½ tête de scarole de la taille d'une bouchée

6 gousses d'ail émincées

½ tasse d'aneth (hacher finement)

1 cuillère à soupe de sel casher

2 cuillères à soupe d'huile extra vierge

Les directions:

1. Ajoutez le sel, la carcasse de poulet, les lentilles et les patates douces dans 8 onces d'eau et faites bouillir à feu vif.

2. Faites cuire ces articles presque pendant 10 à 12 minutes et retirez toute la mousse qui s'y forme.

3. Cuire l'ail et le céleri dans l'huile presque 10 minutes jusqu'à ce qu'ils soient tendres

& brun clair, puis ajoutez-y du poulet rôti râpé.

4. Ajoutez ce mélange dans la soupe de scarole et remuez continuellement pendant 5

minutes à feu moyen.

5. Ajouter le jus de citron et incorporer l'aneth. Servir la soupe chaude assaisonnée avec du sel.

<u>Informations nutritionnelles :</u> Calories 310 Glucides : 45g Lipides : 11g Protéines : 13g

Portions de riz aux crevettes et au beurre citronné : 3

Temps de cuisson : 10 minutes

Ingrédients:

¼ tasse de riz sauvage cuit

½ c. Beurre, divisé

c. huile d'olive

1 tasse de crevettes crues, décortiquées, déveinées, égouttées ¼ tasse de petits pois surgelés, décongelés, rincés, égouttés

1 cuillère à soupe. jus de citron, fraîchement pressé

1 cuillère à soupe. ciboulette, émincée

Pincée de sel de mer, au goût

Les directions:

1. Versez ¼ c. Mettre le beurre et l'huile dans le wok à feu moyen. Ajouter les crevettes et les petits pois. Faire sauter jusqu'à ce que les crevettes soient rose corail, environ 5 à 7

minutes.

2. Ajouter le riz sauvage et cuire jusqu'à ce qu'il soit bien chaud—assaisonner de sel et de beurre.

3. Transférer dans une assiette. Saupoudrer de ciboulette et de jus de citron sur le dessus.

Servir.

<u>Informations nutritionnelles :</u> Calories 510 Glucides : 0g Lipides : 0g Protéines : 0g

Crevettes-lime au four avec courgettes et maïs

Portions : 4

Temps de cuisson : 20 minutes

Ingrédients:

1 cuillère à soupe d'huile d'olive extra vierge

2 petites courgettes, coupées en dés de de pouce

1 tasse de grains de maïs surgelés

2 oignons verts, tranchés finement

1 cuillère à café de sel

½ cuillère à café de cumin moulu

½ cuillère à café de poudre de chili chipotle

1 livre de crevettes décortiquées, décongelées si nécessaire

1 cuillère à soupe de coriandre fraîche hachée finement

Zeste et jus de 1 citron vert

Les directions:

1. Préchauffer le four à 400°F. Graisser la plaque à pâtisserie avec l'huile.

2. Sur la plaque à pâtisserie, mélanger les courgettes, le maïs, les oignons verts, le sel, le cumin et la poudre de chili et bien mélanger. Disposer en une seule couche.

3. Ajouter les crevettes sur le dessus. Rôtir dans les 15 à 20 minutes.

4. Mettez la coriandre et le zeste et le jus de lime, mélangez et servez.

<u>Informations nutritionnelles :</u> Calories 184 Total Lipides : 5g Glucides Total : 11g Sucre : 3g Fibres : 2g Protéines : 26g Sodium : 846mg

Portions de soupe au chou-fleur : 10

Temps de cuisson : 10 minutes

Ingrédients:

tasse d'eau

2 cuillères à café d'huile d'olive

1 oignon, coupé en dés

1 tête de chou-fleur, seulement les fleurons

1 boîte de lait de coco entier

1 cuillère à café de curcuma

1 cuillère à café de gingembre

1 cuillère à café de miel brut

Les directions:

1. Mettez toutes les fixations dans une grande marmite et faites bouillir pendant environ 10

minutes.

2. Utilisez un mélangeur à immersion pour mélanger et rendre la soupe lisse.

Servir.

Informations nutritionnelles : Glucides totaux 7g Fibres alimentaires : 2g Glucides nets : Protéines : 2g Lipides totaux : 11g Calories : 129

Portions de hamburgers à la patate douce et aux haricots noirs : 6

Temps de cuisson : 10 minutes

Ingrédients:

1/2 jalapeno, épépiné et coupé en dés

1/2 tasse de quinoa

6 pains à hamburger de grains entiers

1 boîte de haricots noirs, rincés et égouttés

Huile d'olive/huile de coco, pour la cuisson

1 patate douce

1/2 tasse d'oignon rouge, coupé en dés

4 cuillères à soupe de farine d'avoine sans gluten

2 gousses d'ail, hachées

2 cuillères à café d'assaisonnement cajun épicé

1/2 tasse de coriandre, hachée

1 cuillère à café de cumin

Choux

Sel, au goût

Poivre à goûter

Pour la crème :

2 cuillères à soupe de coriandre, hachée

1/2 avocat mûr, coupé en dés

4 cuillères à soupe de crème sure faible en gras/yogourt grec nature 1 cuillère à café de jus de citron vert

Les directions:

1. Rincez le quinoa sous l'eau froide courante. Mettez une tasse d'eau dans une casserole et faites-la chauffer. Ajouter le quinoa et porter à ébullition.

2. Couvrir, puis laisser mijoter à feu doux jusqu'à ce que toute l'eau soit absorbée, pendant environ 15 minutes.

3. Éteignez le feu et égrainez le quinoa avec une fourchette. Transférez ensuite le quinoa dans un bol et laissez-le refroidir pendant 5 à 10 minutes.

4. Piquez la pomme de terre avec une fourchette, puis passez au micro-ondes pendant quelques minutes, jusqu'à ce qu'elle soit bien cuite et molle. Une fois cuite, épluchez la pomme de terre et laissez-la refroidir.

5. Ajoutez la pomme de terre cuite dans un robot culinaire avec 1 boîte de haricots noirs, ½ tasse de coriandre hachée, 2 cuillères à café d'assaisonnement cajun, ½

tasse d'oignon en dés, 1 cuillère à café de cumin et 2 gousses d'ail émincées.

Pulser jusqu'à l'obtention d'un mélange homogène. Transférez-le dans un bol et ajoutez le quinoa cuit.

6. Ajouter la farine d'avoine/le son d'avoine. Bien mélanger et façonner en 6 galettes. Déposer les galettes sur une plaque à pâtisserie et réfrigérer environ une demi-heure.

7. Ajouter tous les ingrédients Crema dans un robot culinaire. Pulser jusqu'à consistance lisse. Ajuster le sel au goût et réfrigérer.

8. Graisser une poêle avec de l'huile et la chauffer à feu moyen.

Cuire chaque côté des galettes jusqu'à ce qu'elles soient légèrement dorées, juste pendant 3-4 minutes.

Servir avec de la crème, des choux, des petits pains et avec l'une de vos garnitures préférées.

Informations nutritionnelles : 206 calories 6 g de lipides 33,9 g de glucides totaux 7,9 g de protéines

Portions de soupe aux champignons à la noix de coco : 3

Temps de cuisson : 10 minutes

Ingrédients:

1 cuillère à soupe d'huile de coco

1 cuillère à soupe de gingembre moulu

1 tasse de champignons cremini, hachés

½ cuillère à café de curcuma

2 et ½ tasses d'eau

½ tasse de lait de coco en conserve

Sel de mer au goût

Les directions:

1. Faites chauffer l'huile de noix de coco à feu moyen dans une grande casserole et ajoutez les champignons. Cuire 3-4 minutes.

2. Mettez les fixations restantes et faites bouillir. Laisser mijoter 5 minutes.

3. Répartissez entre trois bols à soupe et dégustez !

Informations nutritionnelles : Glucides totaux 4g Fibres alimentaires : 1g

Protéines : 2g Lipides totaux : 14g Calories : 143

Portions de salade de fruits de style hiver : 6

Temps de cuisson : 0 minutes

Ingrédients:

4 patates douces cuites, coupées en cubes (cubes de 1 pouce) 3 poires, coupées en cubes (cubes de 1 pouce)

1 tasse de raisins, coupés en deux

1 pomme, en cubes

½ tasse de moitiés de noix de pécan

2 cuillères à soupe d'huile d'olive

1 cuillère à soupe de vinaigre de vin rouge

2 cuillères à soupe de miel brut

Les directions:

1. Mélangez l'huile d'olive, le vinaigre de vin rouge, puis le miel brut pour faire la vinaigrette, et réservez.

2. Mélangez les moitiés de fruits hachés, de patate douce et de noix de pécan et répartissez-les dans six bols de service. Arroser chaque bol avec la vinaigrette.

<u>Informations nutritionnelles :</u> Glucides totaux 40g Fibres alimentaires : 6g Protéines : 3g Lipides totaux : 11g Calories : 251

Cuisses de poulet rôties au miel avec carottes

Portions : 4

Temps de cuisson : 50 minutes

Ingrédients:

2 cuillères à soupe de beurre non salé, à température ambiante 3 grosses carottes, tranchées finement

2 gousses d'ail, hachées

4 hauts de cuisse de poulet avec os et peau

1 cuillère à café de sel

½ cuillère à café de romarin séché

¼ cuillère à café de poivre noir fraîchement moulu

2 cuillères à soupe de miel

1 tasse de bouillon de poulet ou de bouillon de légumes

Quartiers de citron, pour servir

Les directions:

1. Préchauffer le four à 400°F. Graisser la plaque à pâtisserie avec le beurre.

2. Disposer les carottes et l'ail en une seule couche sur la plaque à pâtisserie.

3. Mettez le poulet, côté peau vers le haut, sur les légumes et assaisonnez avec le sel, le romarin et le poivre.

4. Mettez le miel sur le dessus et ajoutez le bouillon.

5. Rôtir dans les 40 à 45 minutes. Retirer, puis laisser reposer 5

minutes et servir avec des quartiers de citron.

Informations nutritionnelles : Calories 428 Total Lipides : 28g Total Glucides : 15g Sucre : 11g Fibres : 2g Protéines : 30g Sodium : 732mg

Portions de chili à la dinde : 8

Temps de cuisson : 4 heures et 10 minutes

Ingrédients:

1 livre de dinde hachée, de préférence 99% maigre

2 boîtes de haricots rouges, rincés et égouttés (15 oz chacun) 1 poivron rouge, haché

2 boîtes de sauce tomate (15 oz chacune)

1 pot de piments jalapenos apprivoisés tranchés en charcuterie, égouttés (16 oz) 2 boîtes de petites tomates, coupées en dés (15 oz chacune) 1 cuillère à soupe de cumin

1 poivron jaune, haché grossièrement

2 boîtes de haricots noirs, de préférence rincés et égouttés (15 oz chacun) 1 tasse de maïs, surgelé

2 cuillères à soupe de poudre de chili

1 cuillère à soupe d'huile d'olive

Poivre noir et sel au goût

1 oignon moyen, coupé en dés

Oignons verts, avocat, fromage râpé, yogourt grec/crème sure, pour garnir, facultatif

Les directions:

1. Chauffer l'huile jusqu'à ce qu'elle soit chaude dans une grande poêle. Une fois cela fait, placez soigneusement la dinde dans la poêle chaude et faites cuire jusqu'à ce qu'elle brunisse. Versez la dinde dans le fond de votre mijoteuse, de préférence 6 litres.

2. Ajouter les jalapeños, le maïs, les poivrons, l'oignon, les tomates en dés, la sauce tomate, les haricots, le cumin et la poudre de chili. Mélanger, puis mettre du poivre et du sel au goût.

3. Couvrir et cuire 6 heures à feu doux ou 4 heures à feu vif.

Servir avec les garnitures facultatives et déguster.

<u>Informations nutritionnelles : </u>kcal 455 Lipides : 9 g Fibres : 19 g Protéines : 38 g

Soupe de lentilles aux épices Portions : 5

Temps de cuisson : 25 minutes

Ingrédients:

1 tasse d'oignon jaune (coupé en cubes)

1 tasse de carottes (coupées en cubes)

1 tasse de navet

2 cuillères à soupe d'huile d'olive extra vierge

2 cuillères à soupe de vinaigre balsamique

4 tasses de bébés épinards

2 tasses de lentilles brunes

Tasse de persil frais

Les directions:

1. Préchauffer l'autocuiseur à feu moyen et y ajouter l'huile d'olive et les légumes.

2. Après 5 minutes, ajoutez le bouillon, les lentilles et le sel dans la casserole et laissez mijoter pendant 15 minutes.

3. Retirez le couvercle et ajoutez-y les épinards et le vinaigre.

4. Remuez la soupe pendant 5 minutes et éteignez le feu.

5. Garnissez-le de persil frais.

Informations nutritionnelles : Calories 96 Glucides : 16g Lipides : 1g Protéines : 4g

Portions de poulet et de légumes à l'ail : 4

Temps de cuisson : 45 minutes

Ingrédients:

2 cuillères à café d'huile d'olive extra vierge

1 poireau, partie blanche seulement, tranché finement

2 grosses courgettes, coupées en tranches de ¼ de pouce

4 poitrines de poulet avec os et peau

3 gousses d'ail, hachées

1 cuillère à café de sel

1 cuillère à café d'origan séché

¼ cuillère à café de poivre noir fraîchement moulu

½ tasse de vin blanc

Jus de 1 citron

Les directions:

1. Préchauffer le four à 400°F. Graisser la plaque à pâtisserie avec l'huile.

2. Placer le poireau et les courgettes sur la plaque à pâtisserie.

3. Mettez le poulet, peau vers le haut, et saupoudrez d'ail, de sel, d'origan et de poivre. Ajouter le vin.

4. Rôtir dans les 35 à 40 minutes. Retirer et laisser reposer 5 minutes.

5. Ajouter le jus de citron et servir.

Informations nutritionnelles : Calories 315 Matières grasses totales : 8g Glucides totaux : 12g Sucre : 4g Fibres : 2g Protéines : 44g Sodium : 685mg

Portions de salade de saumon fumé : 4

Temps de cuisson : 20 minutes

Ingrédients:

2 petits bulbes de fenouil, tranchés finement, quelques feuilles réservées 1 cuillère à soupe de petites câpres salées, rincées, égouttées ½ tasse de yaourt nature

2 cuillères à soupe de persil haché

1 cuillère à soupe de jus de citron, fraîchement pressé

2 cuillères à soupe de ciboulette fraîche, hachée

1 cuillère à soupe d'estragon frais haché

180g de saumon fumé tranché, faible en sel

½ oignon rouge, tranché finement

1 cuillère à café de zeste de citron finement râpé

½ tasse de lentilles vertes françaises, rincées

60g de pousses d'épinards frais

½ avocat, tranché

Une pincée de sucre en poudre

Les directions:

1. Mettez de l'eau dans une grande casserole avec de l'eau et faites bouillir à feu modéré. Une fois bouillante; cuire les lentilles jusqu'à tendreté, pendant 20 minutes; bien égoutter.

2. Pendant ce temps, faites chauffer à l'avance une poêle à charbon à feu vif.

Vaporiser les tranches de fenouil avec un peu d'huile et cuire jusqu'à tendreté, pendant 2

minutes de chaque côté.

3. Mélanger la ciboulette, le persil, le yogourt, l'estragon, le zeste de citron et les câpres dans un robot culinaire jusqu'à ce qu'ils soient complètement lisses, puis assaisonner de poivre au goût.

4. Placez l'oignon avec le sucre, le jus et une pincée de sel dans un grand bol à mélanger. Laisser reposer quelques minutes puis égoutter.

5. Mélanger les lentilles avec l'oignon, le fenouil, l'avocat et les épinards dans un grand bol à mélanger. Répartir uniformément dans les assiettes, puis garnir de poisson. Saupoudrer avec les feuilles de fenouil restantes et plus de persil frais. Arrosez de la vinaigrette de la déesse verte. Prendre plaisir.

Informations nutritionnelles : kcal 368 Lipides : 14 g Fibres : 8 g Protéines : 20 g

Portions de salade Shawarma aux haricots : 2

Temps de cuisson : 20 minutes

Ingrédients:

Pour préparer la salade

20 croustilles pitas

5 onces de laitue printanière

10 tomates cerises

¾ tasse de persil frais

¼ tasse d'oignon rouge (hacher)

Pour les pois chiches

1 cuillère à soupe d'huile d'olive

1 Heading-tbsp cumin et curcuma

½ Tête-à soupe de poudre de paprika et de coriandre 1 Pincée de poivre noir

½ peu de sel casher

c de gingembre et cannelle en poudre

Pour préparer la vinaigrette

3 gousses d'ail

1 cuillère à soupe de perceuse séchée

1 cuillère à soupe de jus de citron vert

L'eau

½ tasse de houmous

Les directions:

1. Placer une grille dans le four déjà préchauffé (204C). Mélanger les pois chiches avec toutes les épices et herbes.

2. Placer une fine couche de pois chiches sur la plaque à pâtisserie et cuire au four presque 20 minutes. Faites-le cuire jusqu'à ce que les haricots soient dorés.

3. Pour préparer la vinaigrette, mélanger tous les ingrédients dans un bol à fouetter et mélanger. Ajouter de l'eau progressivement pour une douceur appropriée.

4. Mélangez toutes les herbes et épices pour préparer la salade.

5. Pour servir, ajoutez des chips de pita et des haricots dans la salade et arrosez de vinaigrette.

Informations nutritionnelles : Calories 173 Glucides : 8g Lipides : 6g Protéines : 19g

Portions de riz frit à l'ananas : 4

Temps de cuisson : 20 minutes

Ingrédients:

2 carottes, pelées et râpées

2 oignons verts, tranchés

3 cuillères à soupe de sauce soja

1/2 tasse de jambon, coupé en dés

1 cuillère à soupe d'huile de sésame

2 tasses d'ananas en conserve/frais, coupé en dés

1/2 cuillère à café de gingembre en poudre

3 tasses de riz brun, cuit

1/4 cuillère à café de poivre blanc

2 cuillères à soupe d'huile d'olive

1/2 tasse de pois surgelés

2 gousses d'ail, hachées

1/2 tasse de maïs surgelé

1 oignon, coupé en dés

Les directions:

1. Mettez 1 cuillère à soupe d'huile de sésame, 3 cuillères à soupe de sauce soja, 2 pincées de poivre blanc et 1/2 cuillère à café de gingembre en poudre dans un bol. Bien mélanger et garder de côté.

2. Préchauffer l'huile dans une poêle. Ajouter l'ail avec l'oignon coupé en dés.

Cuire environ 3-4 minutes en remuant souvent.

3. Ajouter 1/2 tasse de pois surgelés, les carottes râpées et 1/2 tasse de maïs surgelé.

Remuer jusqu'à ce que les légumes soient tendres, juste pendant quelques minutes.

4. Incorporer le mélange de sauce soja, 2 tasses d'ananas en dés, ½ tasse de jambon haché, 3 tasses de riz brun cuit et les oignons verts tranchés.

Cuire environ 2-3 minutes en remuant souvent. Servir!

Informations nutritionnelles : 252 calories 12,8 g de lipides 33 g de glucides totaux 3 g de protéines

Portions de soupe aux lentilles : 2

Temps de cuisson : 30 minutes

Ingrédients:

2 carottes, moyennes et coupées en dés

2 cuillères à soupe. Jus de citron, frais

1 cuillère à soupe. Poudre de curcuma

1/3 tasse de lentilles, cuites

1 cuillère à soupe. Amandes, hachées

1 branche de céleri, coupée en dés

1 bouquet de persil fraîchement haché

1 oignon jaune, gros et haché

Poivre noir, fraîchement moulu

1 panais, moyen et haché

½ c. Poudre de cumin

3 ½ tasses d'eau

½ c. Sel rose de l'Himalaya

4 feuilles de chou frisé, hachées grossièrement

Les directions:

1. Pour commencer, placez les carottes, le panais, une cuillère à soupe d'eau et l'oignon dans une casserole de taille moyenne à feu moyen.

2. Faites cuire le mélange de légumes pendant 5 minutes en le remuant de temps en temps.

3. Ensuite, incorporez-y les lentilles et les épices. Bien mélanger.

4. Après cela, versez de l'eau dans la casserole et portez le mélange à ébullition.

5. Maintenant, réduisez le feu à doux et laissez mijoter pendant 20 minutes.

6. Éteignez le feu et retirez-le du poêle. Ajoutez-y le chou frisé, le jus de citron, le persil et le sel.

7. Ensuite, remuez bien jusqu'à ce que tout s'assemble.

8. Garnissez-le d'amandes et servez chaud.

Informations nutritionnelles : Calories : 242KcalProtéines : 10gGlucides : 46gMatières grasses : 4g

Portions de délicieuse salade de thon : 2

Temps de cuisson : 15 minutes

Ingrédients:

2 boîtes de thon emballé dans de l'eau (5 oz chacune), égoutté ¼ tasse de mayonnaise

2 cuillères à soupe de basilic frais, haché

1 cuillère à soupe de jus de citron, fraîchement pressé

2 cuillères à soupe de poivrons rouges rôtis au feu, hachés ¼ tasse d'olives kalamata ou mélangées, hachées

2 grosses tomates mûries sur pied

1 cuillère à soupe de câpres

2 cuillères à soupe d'oignon rouge, émincé

Poivre et sel au goût

Les directions:

1. Ajouter tous les éléments (sauf les tomates) ensemble dans un grand bol à mélanger ; bien mélanger les ingrédients jusqu'à ce qu'ils soient bien mélangés.

Coupez les tomates en six puis soulevez-les doucement pour les ouvrir. Verser le mélange de salade de thon préparé au milieu; servez aussitôt et dégustez.

Informations nutritionnelles : kcal 405 Lipides : 24 g Fibres : 3,2 g Protéines : 37 g

Portions d'aïoli aux œufs : 12

Temps de cuisson : 0 minutes

Ingrédients:

2 jaunes d'oeufs

1 ail, râpé

2 cuillères à soupe. l'eau

½ tasse d'huile d'olive extra vierge

¼ tasse de jus de citron, fraîchement pressé, sans les pépins ¼ c. sel de mer

Un peu de poudre de poivre de cayenne

Pincée de poivre blanc, au gout

Les directions:

1. Versez l'ail, les jaunes d'œufs, le sel et l'eau dans le mélangeur ; processus jusqu'à consistance lisse. Mettez dans l'huile d'olive dans un filet lent jusqu'à ce que la vinaigrette émulsionne.

2. Ajouter le reste des ingrédients. Goût; rectifier l'assaisonnement si besoin.

Verser dans un contenant hermétique; utiliser au besoin.

<u>Informations nutritionnelles :</u> Calories 100 Glucides : 1g Lipides : 11g

Protéines : 0g

Pâtes spaghetti avec sauce aux champignons et aux herbes Ingrédients :

200 grammes/6,3 oz autour d'une grande portion d'un paquet de spaghettis minces de blé *

140 grammes de champignons tranchés nettoyés 12-15 pièces*

¼ tasse de crème

3 tasses de lait

2 cuillères à soupe d'huile d'olive de cuisson en plus de 2 cuillères à café d'huile ou de margarine liquéfiée pour inclure à mi-chemin 1,5 cuillère à soupe de farine

½ tasse d'oignons émincés

¼ à ½ tasse de cheddar parmesan moulu croustillant

Quelques morceaux de poivre noir

Sel au goût

2 cuillères à café de thym séché ou nouveau *

Bouquet de feuilles de basilic nouveau chiffonnade

Les directions:

1. Cuire les pâtes encore un peu fermes comme indiqué par le paquet.

2. Pendant que les pâtes cuisent, nous devrions commencer à préparer la sauce.

3. Réchauffez les 3 tasses de lait au micro-ondes pendant 3 minutes ou sur la cuisinière jusqu'à l'obtention d'un ragoût.

4. En même temps, faites chauffer 2 cuillères à soupe d'huile dans un récipient antiadhésif à feu moyen-vif et faites cuire les champignons coupés en deux. Cuire environ 2

minutes.

5. Dès le départ, les champignons évacueront un peu d'eau, puis elles s'évaporeront à la longue et deviendront fraîches chacune.

6. Diminuez maintenant le feu à moyen, ajoutez les oignons et faites cuire pendant 1 minute.

7. Inclure actuellement 2 cuillères à café de pâte à tartiner ramollie et saupoudrer de farine.

8. Mélanger pendant 20 secondes.

9. Inclure le lait chaud en mélangeant constamment pour former une sauce lisse.

10. Lorsque la sauce s'épaissit, c'est-à-dire devient un ragoût, éteignez le feu.

11. Inclure actuellement ¼ tasse de cheddar parmesan moulu. Mélanger jusqu'à consistance lisse. Pendant 30 secondes.

12. Comprennent actuellement le sel, le poivre et le thym.

13. Faites un essai. Modifier l'arôme si nécessaire.

14. Dans l'intervalle, les pâtes doivent bouillonner encore un peu fermes.

15. Filtrez l'eau chaude dans une passoire. Laissez couler le robinet et versez de l'eau froide pour arrêter la cuisson, canalisez toute l'eau et jetez-la avec la sauce.

16. Si vous ne mangez pas rapidement, ne mélangez pas les pâtes dans la sauce. Gardez les pâtes séparées, recouvertes d'huile et sécurisées.

17. Servir chaud avec plus de saupoudrer de cheddar parmesan.

Apprécier!

Soupe au riz brun et au miso shitaké aux oignons verts

Portions : 4

Temps de cuisson : 45 minutes

Ingrédients:

2 cuillères à soupe d'huile de sésame

1 tasse de chapeaux de champignons shiitake tranchés finement

1 gousse d'ail, émincée

1 morceau (1½ pouce) de gingembre frais, pelé et tranché 1 tasse de riz brun à grains moyens

½ cuillère à café de sel

1 cuillère à soupe de miso blanc

2 oignons verts, tranchés finement

2 cuillères à soupe de coriandre fraîche hachée finement Les directions:

1. Faites chauffer l'huile à feu moyen-vif dans une grande casserole.

2. Ajouter les champignons, l'ail et le gingembre et faire sauter jusqu'à ce que les champignons commencent à ramollir environ 5 minutes.

3. Mettez le riz et remuez pour l'enrober d'huile uniformément. Ajouter 2 tasses d'eau et le sel et faire bouillir.

4. Laisser mijoter dans les 30 à 40 minutes. Utilisez un peu de bouillon de soupe pour ramollir le miso, puis remuez-le dans la casserole jusqu'à ce qu'il soit bien mélangé.

5. Incorporer les oignons verts et la coriandre, puis servir.

<u>Informations nutritionnelles :</u> Calories 265 Lipides totaux : 8g Glucides totaux : 43g Sucre : 2g Fibres : 3g Protéines : 5g Sodium : 456mg

Truite de mer au barbecue avec vinaigrette à l'ail et au persil

Portions : 8

Temps de cuisson : 25 minutes

Ingrédients:

3 ½ livres de filet de truite, de préférence de la truite de mer, désossée, avec la peau

4 gousses d'ail, tranchées finement

2 cuillères à soupe de câpres, hachées grossièrement

½ tasse de feuilles de persil plat, frais

1 piment rouge, de préférence long; tranché finement 2 cuillères à soupe de jus de citron, fraîchement pressé ½ tasse d'huile d'olive

Quartiers de citron, pour servir

Les directions:

1. Badigeonner la truite d'environ 2 cuillères à soupe d'huile; assurez-vous que tous les côtés sont bien enduits. Préchauffez votre barbecue à feu vif, de préférence avec une hotte fermée. Baisser le feu à moyen; placer la

truite enrobée sur la plaque du barbecue, de préférence côté peau. Cuire jusqu'à ce qu'ils soient partiellement cuits et dorés, pendant quelques minutes. Retournez soigneusement la truite; cuire jusqu'à cuisson complète, pendant 12 à 15 minutes, avec le capot fermé. Transférer le filet dans un grand plat de service.

2. Pendant ce temps, faites chauffer le reste d'huile; l'ail à feu doux dans une petite casserole jusqu'à ce qu'il soit tout juste chaud; l'ail commence à changer de couleur. Retirer, puis incorporer les câpres, le jus de citron, le piment.

Arroser la truite avec la vinaigrette préparée puis saupoudrer de feuilles de persil frais. Servir immédiatement avec des quartiers de citron frais, déguster.

Informations nutritionnelles : kcal 170 Lipides : 30 g Fibres : 2 g Protéines : 37 g

Wraps de chou-fleur et pois chiches au curry

Ingrédients :

1 gingembre frais

2 gousses d'ail

1 boîte de pois chiches

1 oignon rouge

8 onces de fleurons de chou-fleur

1 cuillère à café de Garam Masala

2 cuillères à soupe d'amidon d'arrow-root

1 citron

1 paquet de coriandre fraîche

1/4 tasse de yogourt végétalien

4 enveloppements

3 cuillères à soupe de noix de coco râpée

4 onces de bébés épinards

1 cuillère à soupe d'huile végétale

1 cuillère à café Sel et Poivre Au gout

Les directions:

1. Préchauffer le poêle à 400 °F (205 °C). Eplucher et émincer 1 cuillère à café de gingembre. Émincer l'ail. Canaliser et laver les pois chiches. Eplucher et couper finement l'oignon rouge. Fendre le citron.

2. Enduisez une plaque chauffante d'1 cuillère à soupe d'huile végétale. Dans un énorme bol, consolidez le gingembre émincé, l'ail, le jus d'une grande partie du citron, les pois chiches, l'oignon rouge coupé, les fleurons de chou-fleur, le garam masala, la fécule d'arrow-root et 1/2 cuillère à café de sel. Passez à la plaque de préparation et repassez au gril jusqu'à ce que le chou-fleur soit délicat et sauté par endroits, environ 20 à 25 minutes.

3. Hachez les feuilles de coriandre et les tiges délicates. Dans un petit bol, fouetter ensemble la coriandre, le yaourt, 1 cuillère à soupe de jus de citron et une tache de sel et de poivre.

4. Repérez les enveloppes par du papier d'aluminium et placez-les dans le poêle pour les réchauffer environ 3 à 4 minutes.

5. Placez une petite poêle antiadhésive à feu moyen et incluez la noix de coco détruite. Faire griller en secouant le plat habituellement jusqu'à ce qu'il soit légèrement cuit, environ 2 à 3 minutes.

6. Écartez les épinards pour nourrissons et les légumes cuits entre les enveloppements chauds. Disposer les wraps de chou-fleur aux pois chiches sur d'énormes assiettes et saupoudrer de sauce à la coriandre. Saupoudrer de noix de coco grillée

Portions de soupe de nouilles au sarrasin : 4

Temps de cuisson : 25 minutes

Ingrédients:

2 tasses de Bok Choy, hachés

3 cuillères à soupe. Tamari

3 paquets de nouilles de sarrasin

2 tasses de haricots Edamame

7 onces Champignons shiitake, hachés

4 tasses d'eau

1 c. Gingembre, râpé

pincée de sel

1 gousse d'ail, râpée

Les directions:

1. Tout d'abord, placez l'eau, le gingembre, la sauce soja et l'ail dans une casserole de taille moyenne à feu moyen.

2. Portez à ébullition le mélange gingembre-sauce soja, puis incorporez les edamames et les shiitake.

3. Poursuivez la cuisson 7 minutes supplémentaires ou jusqu'à ce qu'elles soient tendres.

4. Ensuite, faites cuire les nouilles soba en suivant les instructions : indiquées dans le paquet jusqu'à ce qu'elles soient cuites. Lavez et égouttez bien.

5. Maintenant, ajoutez le bok choy au mélange de shiitake et faites cuire encore une minute ou jusqu'à ce que le bok choy soit flétri.

6. Enfin, répartissez les nouilles soba dans les bols de service et garnissez-les du mélange de champignons.

Informations nutritionnelles : Calories : 234KcalProté nes : 14,2gGlucides : 35,1gMatières grasses : 4g

Portions de salade de saumon facile : 1

Temps de cuisson : 0 minutes

Ingrédients:

1 tasse de roquette bio

1 boîte de saumon sauvage

½ d'un avocat, tranché

1 cuillère à soupe d'huile d'olive

1 cuillère à café de moutarde de Dijon

1 cuillère à café de sel de mer

Les directions:

1. Commencez par fouetter l'huile d'olive, la moutarde de Dijon et le sel de mer dans un bol à mélanger pour faire la vinaigrette. Mettre de côté.

2. Assembler la salade avec la roquette comme base, et garnir de saumon et d'avocat tranché.

3. Arroser avec la vinaigrette.

<u>Informations nutritionnelles :</u> Glucides totaux 7g Fibres alimentaires : 5g Protéines : 48g Lipides totaux : 37g Calories : 553

Portions de soupe aux légumes : 4

Temps de cuisson : 40 minutes

Ingrédients:

1 cuillère à soupe. Huile de noix de coco

2 tasses de chou frisé, haché

2 branches de céleri, coupées en dés

½ de 15 onces. boîte de haricots blancs, égouttés et rincés 1 oignon, gros et coupé en dés

c. Poivre noir

1 carotte, moyenne et coupée en dés

2 tasses de chou-fleur, coupé en bouquets

1 c. Curcuma, moulu

1 c. Sel de mer

3 gousses d'ail, émincées

6 tasses de bouillon de légumes

Les directions:

1. Pour commencer, faites chauffer l'huile dans une grande casserole à feu moyen-doux.

2. Incorporer l'oignon dans la casserole et le faire sauter pendant 5 minutes ou jusqu'à ce qu'il ramollisse.

3. Mettez la carotte et le céleri dans la casserole et poursuivez la cuisson pendant encore 4 minutes ou jusqu'à ce que les légumes aient ramolli.

4. Maintenant, ajoutez le curcuma, l'ail et le gingembre au mélange. Bien mélanger.

5. Cuire le mélange de légumes pendant 1 minute ou jusqu'à ce qu'il soit parfumé.

6. Ensuite, versez le bouillon de légumes avec du sel et du poivre et portez le mélange à ébullition.

7. Une fois qu'il commence à bouillir, ajoutez le chou-fleur. Réduire le feu et laisser mijoter le mélange de légumes pendant 13 à 15 minutes ou jusqu'à ce que le chou-fleur soit ramolli.

8. Enfin, ajoutez les haricots et le chou frisé. Faites cuire dans les 2 minutes.

9. Servez-le chaud.

<u>Informations nutritionnelles :</u> Calories 192Kcal Protéines : 12,6 g Glucides : 24,6 g Lipides : 6,4 g

Portions de crevettes à l'ail citronné : 4

Temps de cuisson : 15 minutes

Ingrédients:

1 et ¼ livres de crevettes, bouillies ou cuites à la vapeur

3 cuillères à soupe d'ail, émincé

¼ tasse de jus de citron

2 cuillères à soupe d'huile d'olive

¼ tasse de persil

Les directions:

1. Prenez une petite poêle et placez-la sur feu moyen, ajoutez l'ail et l'huile et remuez pendant 1 minute.

2. Ajouter le persil, le jus de citron et assaisonner de sel et de poivre en conséquence.

3. Ajouter les crevettes dans un grand bol et transférer le mélange de la poêle sur les crevettes.

4. Réfrigérer et servir.

Informations nutritionnelles : Calories : 130 Lipides : 3gGlucides : 2gProtéines : 22g

Ingrédients:

laitue neuve, en morceaux déchirés ou coupés

coupes d'avocat, discrétionnaire

SAUCE TREMPETTE SÉSAME-SOYA

1/4 tasse de sauce soja

1/4 tasse d'eau froide

1 cuillère à soupe de mayonnaise (discrétionnaire, cela rend le plongeon velouté)

1 cuillère à café de jus de citron vert neuf

1 cuillère à café d'huile de sésame

1 cuillère à café de sauce sriracha ou n'importe quelle sauce piquante (facultatif) Les directions:

1. tomate moyenne (épépinée et coupée à 1/4" d'épaisseur) 2. morceaux de bacon, cuits

3. nouveau basilic, menthe ou différentes herbes

4. papier de riz

Poitrine de poitrine au fromage bleu

Portions : 6

Temps de cuisson : 8 heures. 10 minutes

Ingrédients:

1 tasse d'eau

1/2 cuillère à soupe de pâte d'ail

1/4 tasse de sauce soja

1 ½ lb de poitrine de bœuf salé

1/3 cuillère à café de coriandre moulue

1/4 cuillère à café de clous de girofle, moulus

1 cuillère à soupe d'huile d'olive

1 échalote hachée

2 oz. fromage bleu, émietté

Aérosol de cuisson

Les directions:

1. Placez une casserole sur feu modéré et ajoutez de l'huile pour chauffer.

2. Ajouter les échalotes, mélanger et cuire pendant 5 minutes.

3. Incorporer la pâte d'ail et cuire pendant 1 minute.

4. Transférez-le dans la mijoteuse, graissé avec un aérosol de cuisson.

5. Placer la poitrine dans la même poêle et saisir jusqu'à ce qu'elle soit dorée des deux côtés.

6. Transférer le bœuf dans la mijoteuse avec les autres ingrédients, à l'exception du fromage.

7. Mettre son couvercle et cuire pendant 8 heures. à feu doux.

8. Garnir de fromage et servir.

Informations nutritionnelles : Calories 397, Protéines 23,5 g, Lipides 31,4 g, Glucides 3,9 g, Fibres 0 g

Soba froid avec vinaigrette au miso

Ingrédients :

6oz de nouilles soba au sarrasin

1/2 tasse de carottes détruites

1 tasse d'edamame décortiqués solidifiés, décongelés 2 concombres persans, coupés

1 tasse de coriandre hachée

1/4 tasse de graines de sésame

2 cuillères à soupe de graines de sésame noires

Vinaigrette au miso blanc (pour 2 tasses)

2/3 tasse de colle miso blanche

Jus de 2 citrons de taille moyenne

4 cuillères à soupe de vinaigre de riz

4 cuillères à soupe d'huile d'olive vierge supplémentaire

4 cuillères à soupe d'orange pressée

2 cuillères à soupe de gingembre frais moulu

2 cuillères à soupe de sirop d'érable

Les directions:

1. Faites cuire les nouilles soba selon les directives de l'emballage (faites attention à ne pas trop les cuire ou elles deviendront collantes et resteront ensemble). Bien canaliser et passer à un énorme bol 2. Inclure les carottes détruites, les edamames, le concombre, la coriandre et les graines de sésame

3. Pour mettre en place le pansement, consolidez chacune des fixations dans un mixeur. Mélanger jusqu'à consistance lisse

4. Versez la mesure voulue de vinaigrette sur les nouilles (nous avons utilisé environ une tasse et demie)

Morceaux de chou-fleur Buffalo cuits au four

Portions : 2

Temps de cuisson : 35 minutes

Ingrédients:

tasse d'eau

tasse de farine de banane

Une pincée de sel et de poivre

1 morceau de chou-fleur moyen, coupé en bouchées ½ tasse de sauce piquante

2 cuillères à soupe de beurre fondu

Fromage bleu ou vinaigrette ranch (facultatif)

Les directions:

1. Préchauffez votre four à 425 °F. Pendant ce temps, tapisser un plat allant au four de papier d'aluminium.

2. Mélanger l'eau, la farine et une pincée de sel et de poivre dans un grand bol à mélanger.

3. Bien mélanger jusqu'à ce que le tout soit bien mélangé.

4. Ajouter le chou-fleur; remuer pour bien enrober.

5. Transférer le mélange dans le plat allant au four. Cuire au four pendant 15 minutes en retournant une fois.

6. Pendant la cuisson, mélanger la sauce piquante et le beurre dans un petit bol.

7. Versez la sauce sur le chou-fleur cuit.

8. Remettre le chou-fleur cuit au four et poursuivre la cuisson pendant 20 minutes.

9. Servir immédiatement avec une vinaigrette ranch sur le côté, si désiré.

Informations nutritionnelles : Calories : 168 Cal Lipides : 5,6 g Protéines : 8,4 g Glucides : 23,8 g Fibres : 2,8 g

Poulet au four à l'ail avec basilic et tomates

Portions : 4

Temps de cuisson : 30 minutes

Ingrédients:

½ oignon jaune moyen

2 cuillères à soupe d'huile d'olive

3 gousses d'ail hachées

1 tasse de basilic (coupé grossièrement)

1.lb poitrine de poulet désossée

14,5 onces de tomates hachées italiennes

Sel poivre

4 courgettes moyennes (en spirales en nouilles) 1 cuillère à soupe de poivron rouge broyé

2 cuillères à soupe d'huile d'olive

Les directions:

1. Pilez les morceaux de poulet avec une poêle pour une cuisson rapide. Saupoudrer de sel, de poivre et d'huile sur les morceaux de poulet et faire mariner les deux côtés du poulet également.

2. Faire frire les morceaux de poulet dans une grande poêle chaude pendant 2-3 minutes de chaque côté.

3. Faire revenir l'oignon dans la même poêle jusqu'à ce qu'il soit brun. Ajoutez-y les tomates, les feuilles de basilic et l'ail.

4. Laisser mijoter pendant 3 minutes et ajouter toutes les épices et le poulet dans la poêle.

5. Servez-le dans l'assiette avec des zoodles en sauce.

Informations nutritionnelles : Calories 44 Glucides : 7g Lipides : 0g Protéines : 2g

Portions de soupe crémeuse au chou-fleur au curcuma : 4

Temps de cuisson : 15 minutes

Ingrédients:

2 cuillères à soupe d'huile d'olive extra vierge

1 poireau, partie blanche seulement, tranché finement

3 tasses de fleurons de chou-fleur

1 gousse d'ail, pelée

1 morceau (1¼ pouce) de gingembre frais, pelé et tranché 1½ cuillères à café de curcuma

½ cuillère à café de sel

¼ cuillère à café de poivre noir fraîchement moulu

¼ cuillère à café de cumin moulu

3 tasses de bouillon de légumes

1 tasse de matière grasse : lait de coco

¼ tasse de coriandre fraîche hachée finement

Les directions:

1. Faites chauffer l'huile à feu vif dans une grande casserole.

2. Faire revenir le poireau dans les 3 à 4 minutes.

3. Mettez le chou-fleur, l'ail, le gingembre, le curcuma, le sel, le poivre et le cumin et faites sauter pendant 1 à 2 minutes.

4. Mettez le bouillon et faites bouillir.

5. Laisser mijoter dans les 5 minutes.

6. Réduire la soupe en purée à l'aide d'un mélangeur à immersion jusqu'à consistance lisse.

7. Incorporer le lait de coco et la coriandre, réchauffer et servir.

<u>Informations nutritionnelles :</u> Calories 264 Total Lipides : 23g Total Glucides : 12g Sucre : 5g Fibres : 4g Protéines : 7g Sodium : 900mg

Riz brun aux champignons, chou frisé et patate douce

Portions : 4

Temps de cuisson : 50 minutes

Ingrédients:

¼ tasse d'huile d'olive extra vierge

4 tasses de feuilles de chou frisé grossièrement hachées

2 poireaux, parties blanches seulement, tranchés finement

1 tasse de champignons tranchés

2 gousses d'ail, hachées

2 tasses de patates douces pelées coupées en dés de ½ pouce 1 tasse de riz brun

2 tasses de bouillon de légumes

1 cuillère à café de sel

¼ cuillère à café de poivre noir fraîchement moulu

¼ tasse de jus de citron fraîchement pressé

2 cuillères à soupe de persil plat frais finement haché Les directions:

1. Faites chauffer l'huile à feu vif.

2. Ajouter le chou frisé, les poireaux, les champignons et l'ail et faire revenir jusqu'à ce qu'ils soient tendres, environ 5 minutes.

3. Ajouter les patates douces et le riz et faire sauter pendant environ 3 minutes.

4. Ajouter le bouillon, le sel et le poivre et faire bouillir. Mijoter dans les 30 à 40

minutes.

5. Incorporer le jus de citron et le persil, puis servir.

Informations nutritionnelles : Calories 425 Lipides : 15g Glucides totaux : 65g Sucre : 6g Fibres : 6g Protéines : 11g Sodium : 1045mg

Recette de tilapia au four avec garniture aux pacanes et romarin

Portions : 4

Temps de cuisson : 20 minutes

Ingrédients:

4 filets de tilapia (4 onces chacun)

½ cuillère à café de cassonade ou de sucre de coco 2 cuillères à café de romarin frais, haché

1/3 tasse de pacanes crues, hachées

Une pincée de poivre de cayenne

1 ½ cuillère à café d'huile d'olive

1 gros blanc d'oeuf

1/8 cuillère à café de sel

1/3 tasse de chapelure panko, de préférence de blé entier Les directions:

1. Faites chauffer votre four à 350 F.

2. Mélangez les pacanes avec la chapelure, le sucre de coco, le romarin, le poivre de Cayenne et le sel dans un petit plat allant au four. Ajouter l'huile d'olive; lancer.

3. Cuire au four dans les 7 à 8 minutes, jusqu'à ce que le mélange devienne légèrement doré.

4. Réglez la chaleur à 400 F et vaporisez un plat de cuisson en verre de grande taille d'un aérosol de cuisson.

5. Fouettez le blanc d'œuf dans le plat peu profond. Travailler par lots ; tremper le poisson (un tilapia à la fois) dans le blanc d'œuf, puis enrober légèrement dans le mélange de pacanes. Mettez les filets enrobés dans le plat allant au four.

6. Presser le reste du mélange de pacanes sur les filets de tilapia.

7. Cuire au four dans les 8 à 10 minutes. Servez aussitôt et dégustez.

Informations nutritionnelles : kcal 222 Lipides : 10 g Fibres : 2 g Protéines : 27 g

Portions de tortillas aux haricots noirs : 2

Temps de cuisson : 0 minutes

Ingrédients:

¼ tasse de maïs

1 poignée de basilic frais

½ tasse de roquette

1 cuillère à soupe de levure nutritionnelle

¼ tasse de haricots noirs en conserve

1 pêche, tranchée

1 cuillère à café de jus de citron vert

2 tortillas sans gluten

Les directions:

1. Répartir les haricots, le maïs, la roquette et les pêches entre les deux tortillas.

2. Garnir chaque tortilla de la moitié du basilic frais et du jus de lime

<u>Informations nutritionnelles :</u> Glucides totaux 44g Fibres alimentaires : 7g Protéines : 8g Lipides totaux : 1g Calories : 203

Poulet Aux Haricots Blancs Aux Légumes Verts D'hiver

Portions : 8

Temps de cuisson : 45 minutes

Ingrédients:

4 gousses d'ail

1 cuillère à soupe d'huile d'olive

3 panais moyens

1kg Petits cubes de poulet

1 cuillère à café de cumin en poudre

2 fuites et 1 partie verte

2 carottes (coupées en cubes)

1 ¼ Haricots blancs (trempés toute la nuit)

½ cuillère à café d'origan séché

2 cuillères à café de sel casher

Feuilles de coriandre

1 1/2 cuillère à soupe de piments ancho moulus

Les directions:

1. Cuire l'ail, les poireaux, le poulet et l'huile d'olive dans une grande casserole à feu moyen pendant 5 minutes.

2. Maintenant, ajoutez les carottes et les panais, et après avoir remué pendant 2 minutes, ajoutez tous les ingrédients de l'assaisonnement.

3. Remuez jusqu'à ce que le parfum commence à en sortir.

4. Maintenant, ajoutez les haricots et 5 tasses d'eau dans la casserole.

5. Portez à ébullition et réduisez le feu.

6. Laisser mijoter presque 30 minutes et garnir de feuilles de persil et de coriandre.

Informations nutritionnelles : Calories 263 Glucides : 24g Lipides : 7g Protéines : 26g

Portions de saumon au four aux herbes : 2

Temps de cuisson : 15 minutes

Ingrédients:

10 oz. Filet de saumon

1 c. Huile d'olive

1 c. Mon chéri

1 c. Estragon, frais

1/8 c. Le sel

2 c. Moutarde de Dijon

c. Thym séché

c. Origan, séché

Les directions:

1. Préchauffer le four à 425 F.

2. Après cela, mélanger tous les ingrédients, à l'exception du saumon dans un bol de taille moyenne.

3. Maintenant, répartissez uniformément ce mélange sur le saumon.

4. Ensuite, placez le saumon avec la peau vers le bas sur la plaque à pâtisserie tapissée de papier parchemin.

5. Enfin, cuire au four pendant 8 minutes ou jusqu'à ce que le poisson s'émiette.

<u>Informations nutritionnelles :</u> Calories : 239KcalProtéines : 31gGlucides : 3gMatières grasses : 11g

Salade de poulet au yaourt grec

Ingrédients:

Poulet haché

Pomme verte

oignon rouge

Céleri

Canneberges séchées

Les directions:

1. Une portion de poulet au yogourt grec de légumes verts mélangés est une idée extraordinaire pour préparer le dîner. Vous pouvez le placer dans une boussole artisanale et ne manger que cela ou vous pouvez l'emballer dans un super compartiment de préparation avec plus de légumes, de frites, etc. Voici quelques recommandations de service.

2. Sur un peu de pain grillé

3. Dans une tortilla avec de la laitue

4. Avec des chips ou des saltines

5. Dans un peu de laitue bourguignonne (choix faible en glucides !)

Salade de pois chiches pilés

Ingrédients:

1 avocat

1/2 citron croquant

1 boîte de pois chiches épuisés (19 oz)

1/4 tasse d'oignon rouge coupé

2 tasses de tomates raisins coupées

2 tasses de concombre en dés

1/2 tasse de persil croustillant

3/4 tasse de poivre vert carillon coupé en dés

Pansement

1/4 tasse d'huile d'olive

2 cuillères à soupe de vinaigre de vin rouge

1/2 cuillère à café de cumin

sel et poivre

Les directions:

1. Coupez l'avocat en carrés 3D et placez-les dans un bol. Presser le jus d'1/2 citron sur l'avocat et mélanger délicatement pour consolider.

2. Inclure la portion restante d'ingrédients verts mélangés et lancer délicatement pour se joindre.

3. Réfrigérer en tout cas une heure avant de servir.

Portions de salade de Valence : 10

Temps de cuisson : 0 minutes

Ingrédients:

1 c. Olives Kalamata à l'huile, dénoyautées, légèrement égouttées, coupées en deux, coupées en julienne

1 tête, petite laitue romaine, rincée, essorée, coupée en bouchées

½ pièce, petite échalote, coupée en julienne

1 c. Moutarde de Dijon

½ petit satsuma ou mandarine, pulpe seulement

1 c. vinaigre de vin blanc

1 c. Huile d'olive vierge extra

1 pincée de thym frais, émincé

Pincée de sel de mer

Pincée de poivre noir, au goût

Les directions:

1. Mélangez le vinaigre, l'huile, le thym frais, le sel, la moutarde, le poivre noir et le miel, si vous en utilisez. Bien fouetter jusqu'à ce que la vinaigrette émulsionne un peu.

2. Mélanger le reste des ingrédients de la salade dans un saladier.

3. Arroser de vinaigrette au moment de servir. Servir immédiatement avec 1 tranche si pain au levain sans sucre ou salé.

Informations nutritionnelles : Calories 238 Glucides : 23g Lipides : 15g Protéines : 8g

Portions de soupe « Mangez vos légumes » : 4

Temps de cuisson : 20 minutes

Ingrédients:

¼ tasse d'huile d'olive extra vierge

2 poireaux, parties blanches seulement, tranchés finement

1 bulbe de fenouil, paré et tranché finement

1 gousse d'ail, pelée

1 botte de bette à carde, hachée grossièrement

4 tasses de chou frisé grossièrement haché

4 tasses de feuilles de moutarde grossièrement hachées

3 tasses de bouillon de légumes

2 cuillères à soupe de vinaigre de cidre de pomme

1 cuillère à café de sel

¼ cuillère à café de poivre noir fraîchement moulu

¼ tasse de noix de cajou hachées (facultatif)

Les directions:

1. Faites chauffer l'huile à feu vif dans une grande casserole.

2. Ajouter les poireaux, le fenouil et l'ail et faire sauter jusqu'à ce qu'ils ramollissent, pendant environ 5 minutes.

3. Ajouter les bettes à carde, le chou frisé et les feuilles de moutarde et faire sauter jusqu'à ce que les feuilles se fanent, de 2 à 3 minutes.

4. Mettez le bouillon et faites bouillir.

5. Laisser mijoter dans les 5 minutes.

6. Incorporer le vinaigre, le sel, le poivre et les noix de cajou (le cas échéant).

7. Réduire la soupe en purée à l'aide d'un mélangeur à immersion jusqu'à consistance lisse et servir.

Informations nutritionnelles : Calories 238 Total Lipides : 14g Total Glucides : 22g Sucre : 4g Fibres : 6g Protéines : 9g Sodium : 1294mg

Portions de saumon miso et haricots verts : 4

Temps de cuisson : 25 minutes

Ingrédients:

1 cuillère à soupe d'huile de sésame

1 livre de haricots verts, parés

1 livre de filets de saumon avec peau, coupés en 4 steaks ¼ tasse de miso blanc

2 cuillères à café de tamari ou de sauce soja sans gluten 2 oignons verts, tranchés finement

Les directions:

1. Préchauffer le four à 400°F. Graisser la plaque à pâtisserie avec l'huile.

2. Mettez les haricots verts, puis le saumon sur les haricots verts, et badigeonnez chaque morceau de miso.

3. Rôtir dans les 20 à 25 minutes.

4. Arroser de tamari, saupoudrer d'oignons verts et servir.

<u>Informations nutritionnelles :</u> Calories 213 Lipides totaux : 7g Glucides totaux : 13g Sucre : 3g Fibres : 5g Protéines : 27g Sodium : 989mg

Portions de soupe aux poireaux, au poulet et aux épinards : 4

Temps de cuisson : 15 minutes

Ingrédients:

3 cuillères à soupe de beurre non salé

2 poireaux, parties blanches seulement, tranchés finement

4 tasses de bébés épinards

4 tasses de bouillon de poulet

1 cuillère à café de sel

¼ cuillère à café de poivre noir fraîchement moulu

2 tasses de poulet rôti effiloché

1 cuillère à soupe de ciboulette fraîche émincée

2 cuillères à café de zeste de citron râpé ou émincé

Les directions:

1. Dissoudre le beurre à feu vif dans une grande casserole.

2. Ajouter les poireaux et faire sauter jusqu'à ce qu'ils ramollissent et commencent à dorer, 3

à 5 minutes.

3. Ajouter les épinards, le bouillon, le sel et le poivre et faire bouillir.

4. Laisser mijoter en 1 à 2 minutes.

5. Mettre le poulet et cuire dans les 1 à 2 minutes.

6. Parsemer de ciboulette et de zeste de citron et servir.

Informations nutritionnelles : Calories 256 Total Lipides : 12g Glucides Total : 9g Sucre : 3g Fibres : 2g Protéines : 27g Sodium : 1483mg

Portions de bombes chocolat noir : 24

Temps de cuisson : 5 minutes

Ingrédients:

1 tasse de crème épaisse

1 tasse de fromage à la crème ramolli

1 cuillère à café d'essence de vanille

1/2 tasse de chocolat noir

2 oz. Stévia

Les directions:

1. Faites fondre le chocolat dans un bol en le chauffant au micro-ondes.

2. Battre le reste des ingrédients dans un mélangeur jusqu'à consistance mousseuse, puis incorporer le chocolat fondu.

3. Bien mélanger, puis répartir le mélange dans un moule à muffins garni de moules à muffins.

4. Réfrigérer pendant 3 heures.

5. Servir.

Informations nutritionnelles : Calories 97 Lipides 5 g, Glucides 1 g, Protéines 1 g, Fibres 0 g

Portions de poivrons farcis à l'italienne : 6

Temps de cuisson : 40 minutes

Ingrédients:

1 cuillère à café d'ail en poudre

1/2 tasse de mozzarella, râpée

1 lb de viande hachée maigre

1/2 tasse de parmesan

3 poivrons, coupés en deux dans le sens de la longueur, tiges, graines et côtes retirées

1 paquet (10 oz) d'épinards surgelés

2 tasses de sauce marinara

1/2 cuillère à café de sel

1 cuillère à café d'assaisonnement italien

Les directions:

1. Enduire une plaque à pâtisserie recouverte de papier d'aluminium d'un enduit antiadhésif. Placer les poivrons sur la plaque de cuisson.

2. Ajouter la dinde dans une poêle antiadhésive et cuire à feu moyen jusqu'à ce qu'elle ne soit plus rose.

3. Une fois presque cuit, ajoutez 2 tasses de sauce marinara et les assaisonnements. Faites cuire environ 8 à 10 minutes.

4. Ajouter les épinards avec 1/2 tasse de parmesan. Remuer jusqu'à ce que le tout soit bien mélangé.

5. Ajoutez une demi-tasse du mélange de viande dans chaque poivron et répartissez le fromage entre tous. Préchauffez le four à 450 F.

6. Cuire les poivrons environ 25-30 minutes. Refroidir et servir.

Informations nutritionnelles : 150 calories 2 g de lipides 11 g de glucides totaux 20 g de protéines

Truite fumée enveloppée dans de la laitue

Portions : 4

Temps de cuisson : 45 minutes

Ingrédients:

¼ tasse de pommes de terre rôties au sel

1 tasse de tomates raisins

½ tasse de feuilles de basilic

16 feuilles de laitue de petite et moyenne taille

1/3 tasse de chili doux asiatique

2 carottes

1/3 tasse d'échalotes (tranchées fines)

¼ tasse de jalapenos en tranches minces

1 cuillère à soupe de sucre

2-4,5 onces de truite fumée sans peau

2 cuillères à soupe de jus de citron vert frais

1 concombre

Les directions:

1. Coupez les carottes et le concombre en fines lanières.

2. Faites mariner ces légumes pendant 20 minutes avec du sucre, de la sauce de poisson, du jus de citron vert, des échalotes et des jalapenos.

3. Ajoutez des morceaux de truite et d'autres herbes dans ce mélange de légumes et mélangez.

4. Filtrer l'eau du mélange de légumes et de truite et la mélanger à nouveau pour mélanger.

5. Placer les feuilles de laitue sur une assiette et y déposer la salade de truite.

6. Garnissez cette salade d'arachides et de sauce chili.

Informations nutritionnelles : Calories 180 Glucides : 0g Lipides : 12g Protéines : 18g

Ingrédients de la salade aux œufs farcis :

12 oeufs énormes

1/4 tasse d'oignon vert émincé

1/2 tasse de céleri émincé

1/2 tasse de piment rouge carillon coupé

2 cuillères à soupe de moutarde de Dijon

1/3 tasse de mayonnaise

1 cuillère à soupe de jus, de vin blanc ou de vinaigre de xérès 1/4 cuillère à café de Tabasco ou autre sauce piquante (assez au goût) 1/2 cuillère à café de paprika (assez au goût) 1/2 cuillère à café de poivre noir (assez au goût) 1/4 cuillère à café de sel (plus au goût)

Les directions:

1. Réchauffer les œufs durs : La méthode la plus simple pour faire des œufs à bulles durs qui sont tout sauf difficiles à décaper est de les cuire à la vapeur.

Remplissez une casserole avec 1 pouce d'eau et ajoutez un boisseau à vapeur. (Au cas où vous n'auriez pas de boisseau vapeur, ça va.) 2. Faites chauffer l'eau jusqu'à ébullition, placez délicatement les œufs dans le bac à vapeur ou carrément dans la casserole. Étalez le pot. Réglez votre horloge sur 15 minutes. Évacuer les œufs et les mettre dans de l'eau virale glaciale pour les refroidir.

3. Préparez les œufs et les légumes : hachez grossièrement les œufs et mettez-les dans un grand bol. Inclure l'oignon vert, le céleri et le piment rouge carillon.

4. Préparez l'assiette de mesclun : Dans un petit bol, mélangez la mayo, la moutarde, le vinaigre et le Tabasco. Mélanger tendrement la sauce mayo dans le bol avec les œufs et les légumes. Inclure le paprika et le sel et le poivre noir. Changer les assaisonnements au goût.

Poulet au sésame et tamari aux haricots verts

Portions : 4

Temps de cuisson : 45 minutes

Ingrédients:

1 livre de haricots verts, parés

4 poitrines de poulet avec os et peau

2 cuillères à soupe de miel

1 cuillère à soupe d'huile de sésame

1 cuillère à soupe de tamari ou de sauce soja sans gluten 1 tasse de bouillon de poulet ou de légumes

Les directions:

1. Préchauffer le four à 400°F.

2. Disposer les haricots verts sur une grande plaque à pâtisserie à rebords.

3. Mettez le poulet, côté peau vers le haut, sur les haricots.

4. Arrosez de miel, d'huile et de tamari. Ajouter le bouillon.

5. Rôtir dans les 35 à 40 minutes. Retirer, laisser reposer 5 minutes et servir.

Informations nutritionnelles : Calories 378 Lipides totaux : 10g Glucides totaux : 19g Sucre : 10g Fibres : 4g Protéines : 54g Sodium : 336mg

Portions de ragoût de poulet au gingembre : 6

Temps de cuisson : 20 minutes

Ingrédients:

¼ tasse de filet de cuisse de poulet, coupé en dés

¼ tasse de nouilles aux œufs cuites

1 papaye non mûre, pelée, coupée en dés

1 tasse de bouillon de poulet, faible en sodium, faible en gras

1 médaillon de gingembre, pelé, écrasé

poudre d'oignon

un peu d'ail en poudre, en rajouter si désiré

1 tasse d'eau

1 c. sauce poisson

pincée de poivre blanc

1 morceau, petit piment oiseau, émincé

Les directions:

1. Mettez toute la fixation dans une grande cocotte à feu vif. Ébullition.

Baissez le feu au réglage le plus bas. Mettez le couvercle.

2. Laissez cuire le ragoût pendant 20 minutes ou jusqu'à ce que la papaye soit tendre à la fourchette.

Éteignez le feu. A consommer tel quel ou avec ½ tasse de riz cuit. Servir chaud.

Informations nutritionnelles : Calories 273 Glucides : 15g Lipides : 9g Protéines : 33g

Ingrédients de la salade crémeuse de Garbano :

Assiette de mesclun

2 pots de 14 oz Pois chiches

3/4 tasse de petits shakers aux carottes

3/4 tasse de petits shakers de céleri

3/4 tasse Poivrons Petits shakers

1 échalote hachée

1/4 tasse de petits shakers à l'oignon rouge

1/2 Gros Avocat

6 onces de tofu lisse

1 cuillère à soupe de vinaigre de cidre de pomme

1 cuillère à soupe de jus de citron

1 cuillère à soupe de moutarde de Dijon

1 cuillère à soupe de relish sucrée

1/4 cuillère à café de paprika fumé

1/4 cc de graines de céleri

1/4 cuillère à café de poivre noir

1/4 cc de moutarde en poudre

Sel de mer au goût

Sandwich Fix'ns

Pain de grains entiers cultivé

Couper les tomates Roma

Laitue à tartiner

Les directions:

1. Préparez-vous et coupez vos carottes, céleri, piment carillon, oignon rouge et oignon vert et placez-les dans un petit bol à mélanger. Mettez dans un endroit sûr.

2. À l'aide d'un petit mélangeur à submersion ou d'un robot culinaire, mélangez l'avocat, le tofu, le vinaigre de jus de pomme, le jus de citron et la moutarde jusqu'à consistance lisse.

3. Filtrez et lavez vos pois chiches et placez-les dans un bol à mélanger moyen. Avec un presse-purée ou une fourchette, écrasez les haricots jusqu'à ce que la plupart soient séparés et qu'il commence à prendre après l'assiette de poisson de mesclun. Vous n'avez pas besoin qu'il soit lisse mais fini et solide. Assaisonnez les haricots avec un peu de sel et de poivre.

4. Incluez les légumes coupés, la crème avocat-tofu et le reste des saveurs, savourez et mélangez bien. Goûtez et modifiez selon votre inclinaison.

Nouilles aux carottes avec sauce aux arachides et au gingembre et à la lime

Ingrédients:

Pour les pâtes aux carottes :

5 énormes carottes, épluchées et coupées en julienne ou en spirale en fines lanières 1/3 tasse (50 g) de noix de cajou cuites

2 cuillères à soupe de coriandre nouvelle, finement hachée

Pour la sauce gingembre-cacahuète :

2 cuillères à soupe de pâte à tartiner riche en noisettes

4 cuillères à soupe de lait de coco ordinaire

Presser le poivre de cayenne

2 énormes gousses d'ail finement hachées

1 cuillère à soupe de gingembre nouveau, épluché et moulu 1 cuillère à soupe de jus de citron vert

Sel, au goût

Les directions:

1. Consolidez tous les ingrédients de la sauce dans un petit bol et mélangez jusqu'à consistance lisse et riche et mettez dans un endroit sûr pendant que vous julienne/spiralisez les carottes.

2. Dans un grand bol de service, mélanger tendrement les carottes et la sauce jusqu'à ce qu'elles soient également couvertes. Garnir de noix de cajou grillées (ou d'arachides) et de coriandre fraîchement hachée.

Légumes Rôtis Aux Patates Douces Et Haricots Blancs

Portions : 4

Temps de cuisson : 25 minutes

Ingrédients:

2 petites patates douces, en dés

½ oignon rouge, coupé en dés de ¼ de pouce

1 carotte moyenne, pelée et tranchée finement

4 onces de haricots verts, parés

¼ tasse d'huile d'olive extra vierge

1 cuillère à café de sel

¼ cuillère à café de poivre noir fraîchement moulu

1 boîte (15½ onces) de haricots blancs, égouttés et rincés 1 cuillère à soupe de zeste de citron émincé ou râpé

1 cuillère à soupe d'aneth frais haché

Les directions:

1. Préchauffer le four à 400°F.

2. Mélanger les patates douces, l'oignon, la carotte, les haricots verts, l'huile, le sel et le poivre sur une grande plaque à pâtisserie à rebords et bien mélanger. Disposer en une seule couche.

3. Rôtir jusqu'à ce que les légumes soient tendres, 20 à 25 minutes.

4. Ajouter les haricots blancs, le zeste de citron et l'aneth, bien mélanger et servir.

Informations nutritionnelles : Calories 315 Total Lipides : 13g Total Glucides : 42g Sucre : 5g Fibres : 13g Protéines : 10g Sodium : 632mg

Portions de salade de chou frisé : 1

Temps de cuisson : 0 minutes

Ingrédients:

1 tasse de chou frisé frais

½ tasse de bleuets

½ tasse de cerises dénoyautées coupées en deux

¼ tasse de canneberges séchées

1 cuillère à soupe de graines de sésame

2 cuillères à soupe d'huile d'olive

Jus de 1 citron

Les directions:

1. Mélanger l'huile d'olive et le jus de citron, puis mélanger le chou frisé dans la vinaigrette.

2. Mettez les feuilles de chou frisé dans un saladier et garnissez de myrtilles, de cerises et de canneberges fraîches.

3. Garnir de graines de sésame.

Informations nutritionnelles : Glucides totaux 48g Fibres alimentaires : 7g Protéines : 6g Lipides totaux : 33g Calories : 477

Portions de verre réfrigéré à la noix de coco et aux noisettes : 1

Temps de cuisson : 0 minute

Ingrédients:

½ tasse de lait d'amande de coco

¼ tasse de noisettes, hachées

1 et ½ tasses d'eau

1 paquet de stévia

Les directions:

1. Ajouter les ingrédients énumérés au mélangeur

2. Mélangez jusqu'à obtention d'une texture lisse et crémeuse 3. Servez frais et dégustez !

Informations nutritionnelles : Calories : 457 Lipides : 46gGlucides : 12gProtéines : 7g

Portions de pois chiches et épinards frais : 4

Temps de cuisson : 0 minute

Ingrédients:

1 cuillère à soupe d'huile d'olive

½ oignon, coupé en dés

10 onces d'épinards, hachés

12 onces de pois chiches

½ cuillère à café de cumin

Les directions:

1. Prenez une poêle et ajoutez l'huile d'olive, laissez-la chauffer à feu moyen-doux 2. Ajoutez les oignons, le pois chiches et faites cuire pendant 5 minutes 3. Incorporez les épinards, le cumin, les pois chiches et assaisonnez avec du sel 4. Utilisez une cuillère pour écraser doucement

5. Faites bien cuire jusqu'à ce que ce soit chaud, dégustez !

Informations nutritionnelles : Calories : 90 Lipides : 4gGlucides : 11gProtéines : 4g

CPSIA information can be obtained
at www.ICGtesting.com
Printed in the USA
LVHW081153200422
716646LV00014B/524

9 781804 506028